soluções para disciplina sem choro

soluções para disciplina sem choro

Maneiras Gentis para Incentivar
o Bom Comportamento Sem
Queixas, Birra e Lágrimas

Elizabeth Pantley

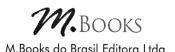

M.Books do Brasil Editora Ltda.

Rua Jorge Americano, 61 - Alto da Lapa
05083-130 - São Paulo - SP - Telefones: (11) 3645-0409/(11) 3645-0410
Fax: (11) 3832-0335 - e-mail: vendas@mbooks.com.br
www.mbooks.com.br

Dados de Catalogação na Publicação

Pantley, Elizabeth – Soluções para Disciplina sem Choro maneiras gentis para incentivar o bom comportamento sem queixas, birra e lágrimas

2012 – São Paulo – M.Books do Brasil Editora Ltda.

1. Psicologia   2. Saúde   3. Pais e Filhos

ISBN: 978-85-7680-182-5

Do original: The non-cry discipline solution – gentle ways to encourage good behavior without whining, tantrums & tears
Original publicado por McGraw-Hill
ISBN: 978-0-07-147159-6

© 2007 Better Beginnings Inc.
© 2012 M.Books do Brasil Editora Ltda.

Editor: Milton Mira de Assumpção Filho
Tradução: Dayse Batista
Produção Editorial: Beatriz Simões Araújo
Coordenação Gráfica: Silas Camargo
Editoração: Crontec
Foto da capa: © BananaStock

2012
M.Books do Brasil Editora Ltda.
Proibida a reprodução total ou parcial.
Os infratores serão punidos na forma da lei.
Direitos exclusivos cedidos à
M.Books do Brasil Editora Ltda.

Elogios para

Soluções para Disciplina Sem Choro

Finalmente, uma "solução" de disciplina que oferece soluções reais! Elizabeth Pantley não repete as mesmas filosofias e teorias da moda sobre a criação dos nossos filhos. Crianças também são pessoas – e com essa premissa tão simples, ela dissipa as fantasias poderosas de controle que os pais possam manter e os leva a um entendimento empático sobre os altos e baixos da vida cotidiana com crianças pequenas.

Depois de nos fazer entender o que acontece, e por que, Pantley oferece dicas concretas e fáceis de seguir para suportarmos os acidentes comportamentais de percurso do dia a dia. Esta característica é o que torna os livros da série "Sem Choro" de Pantley um presente dos céus para pais cansados em busca de ferramentas que possam colocar em prática imediatamente. *Soluções para Disciplina sem Choro* retira o comportamento problemático do domínio das teorias complicadas e nos leva a um campo mais prático, no qual podemos afirmar simplesmente: "Eu amo você e quero aproveitar meu tempo em sua companhia!" – algo com que todos os pais podem se identificar.

– Lisa Poisso, editora-chefe, *Natural Family Online*, www.naturalfamilyonline.com

Finalmente alguém escreveu um livro sobre disciplina sem proselitismo e sem dedos apontando culpados. O que ele aponta é o que *podemos* fazer enquanto amamos incondicionalmente os nossos pequenos. Ler este livro é como receber um abraço afetuoso de uma amiga querida. O tom de Elizabeth Pantley é isento de crítica e sua abordagem é realista e prática. Você adorará o jeito honesto e carinhoso de Pantley. *Soluções para Disciplina sem Choro* é um presente para todos os pais que sentem culpa e vergonha por serem apenas humanos.

– Christine Louise Hohlbaum, *humorista que apresenta situações envolvendo pais e filhos e autora de* Diary of a Mother *e* SAHM I Am: Tales of a Stay-at-Home Mom in Europe.

Elizabeth Pantley é especialista em cuidados infantis gentis e sensatos, e *Soluções para Disciplina sem Choro* exemplifica seu conhecimento e habilidade para manifestar seu talento em um texto prático e de fácil leitura. Pantley não apenas nos ajuda a ter mais consciência sobre as necessidades e perspectivas dos nossos filhos, mas permite que assimilemos suas singularidades e possamos descobrir uma técnica de disciplina que funciona para todas as crianças. Contudo, o mais importante é que Pantley nos ajuda a ter mais consciência sobre nós mesmos como pais – nossas fraquezas, dúvidas e temores – e, assim, nos permite crescer e desenvolver nossas habilidades como pais, indo além da disciplina para criarmos a harmonia familiar. *Soluções para Disciplina sem Choro* deveria ser leitura obrigatória para qualquer pai ou mãe!

– *Nancy Massotto, Ph.D., diretora executiva, Holistic Moms Network*

Muitos livros sobre disciplina infantil têm um foco sobre a obediência às ordens dos pais. Elizabeth Pantley nos permite ver o comportamento infantil com o olhar das crianças. Ao mesmo tempo, ela nos oferece dicas e soluções sólidas e praticáveis para ajudar os pais a lidar com diversos problemas de disciplina. *Soluções para Disciplina sem Choro* não puxa a brasa nem para os pais, nem para os filhos. Este será um acréscimo muito manuseado à biblioteca de qualquer pai ou mãe.

– *Kathy Lynn, presidente, Parenting Today, www.parentingtoday.ca;*
conferencista sobre práticas de educação infantil e autora de Who's in Charge Anyway? *e* But Nobody Told Me I'd Ever Have to Leave Home

A disciplina é uma das áreas mais discutidas no que se refere aos cuidados infantis, e todos queremos fazer a coisa certa, mas com muita frequência nos sentimos culpados quando tudo dá errado. Em *Soluções para Disciplina sem Choro*, Elizabeth Pantley elimina essa culpa e dá excelentes dicas sobre disciplina aos pais, com menos sofrimento e estresse para estes e seus filhos.

Os livros de Pantley são conhecidos por sua abordagem gentil e centrada na criança, e este não é diferente. Ela demonstra que entender as crianças pelo que são e ter expectativas realísticas para elas é crucial, antes de sequer pensarmos sobre a disciplina.

Não tenho certeza de que algum dia já li outro livro escrito para pais sobre a disciplina no qual a raiva que sentimos é discutida com tanta franqueza e honestidade. Isso é algo que todos fingimos não sentir, mas Pantley traz a raiva à luz e ajuda os pais a lidar com esse tópico pouco comentado.

Este livro é uma ferramenta preciosa – fácil de ler e cheio de exemplos maravilhosos e práticos para lidarmos com problemas comuns do dia a dia. Leitura obrigatória para todos os pais!

– *Sally Cameron-Zurich, coproprietária, www.earthbabies.co.za,*
site sul-africano para pais que promove cuidados e educação natural para os bebês.

Em *Soluções para Disciplina sem Choro*, Elizabeth Pantley nos ajuda a examinar nossos antigos hábitos de disciplina e nos ensina novas ideias mutuamente respeitosas, do jeito motivador e bem-humorado que a caracteriza. Novamente, Pantley cumpre o que promete!

– *Judy Arnall, autora de* Discipline Without Distress: 135 Tools
for Raising Caring, Responsible Children Without Time-Out,
Spanking, Punishment or Bribery, *www.professionalparenting.ca.*

Quando li o novo livro de Elizabeth Pantley eu percebi, surpresa, que os pais do mundo inteiro enfrentam as mesmas batalhas, todos os dias. Como editora e jornalista de *We Parents*, a maior revista para pais da Suécia, eu me deparo todos os dias com questões envolvendo esses mesmos temas.

Considero *Soluções para Disciplina sem Choro* um manual cheio de soluções criativas para essas brigas cotidianas. É claro que não existe uma solução única para todos os casos, mas este livro contém tantas soluções diferentes dentre as quais escolher que você certamente encontrará uma solução adequada para a sua família.

Pantley escreve sobre situações que todos os pais reconhecerão. Além disso, ela escreve de um modo que nos faz entender o ponto de vista das crianças, incluindo em sua "caixa de ferramentas" explicações sobre o motivo para o comportamento da criança, já que para resolvermos um problema da melhor maneira, precisamos conhecer suas causas.

Recomendo de coração este livro a todos os pais e futuros pais. Ele mereceria um lugar de honra em nossas estantes. Com esta leitura, seu dia a dia com seu filho certamente se tornará mais fácil, divertido e pleno de carinho.

– *Anna-Maria Stawreberg, editora e repórter,* Vi Föraldrar ("Nós, Pais").

Se você já tentou desvendar os mistérios da criação dos seus filhos, Elizabeth Pantley pode ajudá-lo. Ela oferece estratégias para nos libertar da frustração e da culpa por pequenos incidentes, presenteando-nos ao mesmo tempo com conselhos e orientações claras para criarmos filhos responsáveis e amados. A autora oferece sugestões que nos ajudam a explorar nossas atitudes, a incentivar melhor o comportamento infantil positivo e lidar com desafios específicos. *Soluções para Disciplina sem Choro* é a sua bíblia familiar para a criação dos seus filhos.

– *Patricia Morgan, psicoterapeuta e autora de* Love Her As She Is: Lessons from a Daughter Stolen by Addictions

Um manual de A a Z para todos os pais que enfrentam os desafios e complicações abundantes da criação dos seus filhos. A abordagem honesta e realista de Elizabeth Pantley em *Soluções para Disciplina sem Choro* ao lidar com o comportamento problemático oferece maneiras divertidas e gentis para lidarmos com a disciplina.

– *Azmina Hansraj, editora, www.baby-mates.com, Londres, Reino Unido*

Dedico este livro com amor às minhas irmãs,
Renée e Michelle,
Com recordações carinhosas do passado
E dos alegres momentos atuais
A uma vida inteira de amizade
A todos os dias em que conversamos, dividimos, nos abraçamos
E rimos, rimos o tempo inteiro
Vejo minhas irmãs
Como mulheres fortes e capazes
E como mães tão carinhosas, ternas e protetoras
Com o conforto de saber
Que haja o que houver
Seremos sempre as melhores amigas

Amo vocês, minhas irmãs.

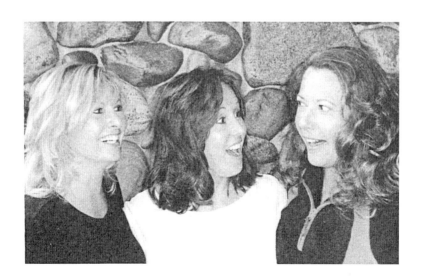

Sumário

Agradecimentos 17
Prefácio 21

Parte 1

As Bases da Disciplina Sem Choro: Atitudes Essenciais para os Pais 23

Disciplina: Uma Tarefa Complexa que se Torna Mais Fácil com uma Perspectiva Correta 25

Banindo os Mitos 29

Planejando com Antecedência, Vendo à Frente: Seu Filho na Adolescência 37

    Olhando à Frente e Olhando para Trás: O que *Você* Teria Feito de Diferente que Pode ser Mudado Agora? 38

    Como as Ações de Hoje Afetarão seu Futuro Adolescente 39

Construindo uma Base Sólida 44

    O Quadro como um Todo é Mais Importante que Qualquer Ação Isolada 44

    Relaxe Mais e se Estresse Menos 45

    Divirta-se Mais com as Brincadeiras 46

    Dê a Si Mesmo Mais Crédito pelo que Você Faz Certo e Não Fique Remoendo o que Faz de Errado 48

    Permita que seu Coração Fale mais Alto que os Conselhos Insistentes, Insensíveis e Indesejados 48

    Disponha-se a Romper as Regras 49

    Veja o Mundo pelos Olhos do Seu Filho 50

    A Disciplina Não Precisa Ser Desagradável para Surtir Efeito 51
    Saiba que Isso Não é Tão Importante 51
    Dê Pouca Atenção a Coisas Pequenas e Mais Atenção a Coisas
    Grandes 52
    Fique Tranquilo: Seu Filho o Ama, Mesmo quando o Odeia
    (Porque ele Não o Odeia) 53
    Relaxe Porque Quando nos Preparamos para o Pior, Isso Quase
    Nunca Acontece 54
    Quando o Pior Acontecer, Você Superará e a Vida Irá em Frente 54
    Viva o Momento 55
Disciplina e Controle Emocional 56
    O Conceito Mais Importante a Lembrar 58
As Quatro Partes da Disciplina 60
    Disciplinar é uma Tarefa Repetitiva 62

Parte 2

Habilidades e Ferramentas dos Pais para a Disciplina sem Choro 65
  Desafios do Dia a Dia 67
  Resolva Primeiro o Problema Real 71
    O Problema: Cansaço 71
        Soluções 72
    O Problema: Fome 73
        Soluções 74
    O Problema: Frustração 75
        Soluções 77
    O Problema: Tédio 77
        Soluções 78
    O Problema: Estímulos Excessivos 79
        Soluções 80
    O Problema: Medo 80
        Soluções 81
    O Problema: Sensação de Impotência 81
        Soluções 81

O Problema: Confusão	82
Soluções	83
Disciplina e Cooperação Escolha sua Aventura	85
O Mesmo Ontem, Hoje e Amanhã: Consistência	86
O Poder de Oferecer Opções	87
Brincando para Vencer: Jogos de Cooperação	88
A Voz das Coisas: A Impressionante Técnica Infalível	89
Envolva a Imaginação	92
Cante uma Canção	93
Conte uma História	94
Banque o Bobo	95
"5-3-1 Vá!" Aviso Prévio Evita Brigas	96
Discussões Olhos nos Olhos	98
Use Palavras Positivas	99
Quando/Então, Agora/Depois, Você Pode/Mas antes	99
Distração e Redirecionamento	100
Regras Familiares: o Segredo para a Paz	102
Seja Breve e Deixe Claro	104
Pense, Diga, Manifeste a Intenção e Execute	105
Rotinas Diárias: A Vitória da Previsibilidade	105
Sucesso com Cartões de Carinha Feliz	109
Tempo de Afastamento: Por Que, Quando e Como	111
Você Pode Divertir-se, Você pode Ser Firme	113
Seja Flexível, Não se Atormente e Escolha as suas Batalhas	114
Cumprimentos, Incentivo e Palavras Gentis	116
Construa uma Base de Amor, Confiança e Respeito	117
Página de Lembretes Habilidades e Ferramentas dos Pais para a Disciplina Sem Choro	120
Ataques de Raiva, Birra e Choramingos: Os Três Vilões	121
Controle das Emoções	121
Dicas para Lidar com Ataques de Raiva, Birras e Choramingos	125
Página de Lembretes: Dê um Fim aos Ataques de Raiva, Birras e Choramingos	136

Parte 3

Um Lar Tranquilo: Permanecendo Calmo e Evitando a Raiva 137
    A Busca pela Paz 139
    Raiva: A Vergonha e o Segredo 140
    Por Que os Pais se Irritam com os Filhos? 143
        Criar uma Criança é um Trabalho Difícil e Complexo, em Constante Transformação 143
        Falta de Treinamento Adequado 144
        Falta de Apoio 145
        Frustração, Confusão e Decepção 146
        Expectativas Irreais 147
        As irritações da vida são mal direcionadas 149
        A raiva é disfarce para outras emoções 150
        Esta é uma resposta emocional normal aos problemas 151
        Tentando NÃO se zangar 152
        Ausência de Habilidades de Manejo da Raiva 154
        Autonegligência, dor ou exaustão 154
        Falta de Motivação para NÃO se Irritar 155
        Ruído, Desorganização, Bagunça e Caos Geral 156
        Crianças São Infantis 157
        Uau! Há Tantos Motivos para Sentir Raiva! 158
    Diferentes Níveis de Raiva 159
    A sua raiva: Será que Você Não Está Tornando as Coisas Piores? 161
        Meus Filhos Nunca Deveriam se Comportar Mal, e Quando Fazem Isso Eu Fico Muito Zangado 161
        Eu Não Deveria Ter de me Repetir Vezes sem Conta 163
        Meu Filho se Comporta Mal Apenas para me Irritar 164
        Meu Filho me Ouve Apenas Quando Berro com Ele 165
        Meus Ataques de Raiva Criam Danos Permanentes ao Nosso Relacionamento 166
    Um Plano para o Manejo da sua Raiva 168
        O Perigo da Raiva 168
        O Que Ativa a sua Raiva? 171

Seu Plano de Controle da Raiva: Seis Etapas para Permanecer Calmo 174
    Primeira Etapa: Pare... 174
    Segunda Etapa: Espaço 177
    Terceira Etapa: Acalmar.. 180
    Quarta Etapa: Ver.. 181
    Quinta Etapa: Especificar.. 183
    Sexta Etapa: Resolver 185
    Coloque em Prática 185
Reduzindo as Situações que Provocam a Raiva 189
Você Precisa de Mais Ajuda? 190
Página de Lembretes: Seis Etapas para Permanecer Calmo 192

Índice Remissivo 193

Sobre a autora 197

Agradecimentos

Eu gostaria de expressar minha mais profunda gratidão as muitas pessoas que me animaram todos os dias com seu apoio solidário: Judith McCarthy, minha editora, e todos aqueles que ajudam a criar meus livros, na McGraw-Hill Publishing: absolutamente a melhor editora que existe.

Meredith Bernstein, da Agência Literária Meredith Bernstein: conselheira, amiga e agente extraordinária.

Patti Hughes: minha incrível, entusiasmada e adorável assistente.

Meu marido, Robert: parceiro, amigo e alma gêmea.

Minha família, minha alegria: Mamãe, Angela, Vanessa, David, Coleton, Michelle, Loren, Sarah, Nicholas, Renée, Tom, Matthew, Devin, Tyler e Amber. Todos os leitores que escreveram para mim sobre seus filhos preciosos; sinto uma amizade especial com cada um deles.

Minhas numerosas mães e pais voluntários para testes, assim como seus filhos, por compartilharem um pedaço de suas vidas comigo.

Os Pais Voluntários

Durante a criação deste livro, trabalhei com um grupo incrível de pais voluntários. As mães e pais voluntários, como eu os chamo carinhosamente, tornaram-se meus amigos durante este processo longo e complicado, e acredito que aprendi tanto com eles quanto eles aprenderam comigo. Essas 242 pessoas foram gentis e sentiram motivação suficiente para preencher questionários extensos, para responder às minhas perguntas e participar de levantamentos de opinião. Eles leram o manuscrito deste livro e aplicaram o que aprenderam, enviando-me relatórios regulares. Fizeram perguntas e ofereceram-me ideias muito úteis.

Essas pessoas permitiram que eu espiasse os problemas de disciplina em suas famílias e testemunhasse seus sucessos.

Os pais voluntários estão espalhados pelo mundo inteiro e representam todos os diferentes tipos de famílias: casados, solteiros, parceiros não casados, de um até seis filhos, gêmeos, filhos adotados, pais jovens, pais mais velhos, mães que ficam em casa, pais que ficam em casa, pais que trabalham fora, famílias inter-raciais, famílias multiculturais, famílias gays e diversos avós que atuam como pais para seus netos. Este é um grupo variado e interessante.

Locais de Residência das Crianças
- **160 dos Estados Unidos:** Alabama, Arizona, Califórnia, Colorado, Connecticut, Distrito de Colúmbia, Flórida, Geórgia, Illinois, Indiana, Louisiana, Maryland, Massachusetts, Michigan, Missouri, Nevada, New Hampshire, Nova Jersey, Novo México, Nova York, Ohio, Pensilvânia, Rhode Island, Carolina do Sul, Dakota do Sul, Texas, Utah, Vermont, Virgínia, Washington.
- **28 do Canadá:** Alberta, Colúmbia Britânica, Chilliwack, Manitoba, Nova Escócia, Ontário, Quebec, Saskatchewan, Yellowknife.
- **17 do Reino Unido:** Abingdon, Aldershot, Andover, Bristol, Devon, East Sussex, Hampshire, Newark, Surrey, Leicestershire, Nottinghamshire, Gales
- **9 de Israel:** Hadera, Jerusalém, Modiin, Moshav Olesh, Nof Ayalon, Ramat Gan, Tel Aviv
- **5 da Nova Zelândia:** Cambridge, Costa do Hibisco, Huntsbury, Lower Hutt, Whangarei
- **5 da Austrália:** Canberra, Deception Bay, Melbourne, Victória, Umina
- **3 da Arábia Saudita:** Dammam Eastern, Hail
- **3 de Bahrain:** Diraz, Manama
- **2 da França:** Nates, Haute Savoie
- **2 do México:** D.F., Cidade da Guatemala
- **2 do Brasil:** Belo Horizonte, Minas Gerais
- **2 da África do Sul:** Atlasville, Cidade do Cabo
- **1 da Islândia:** Keflavik
- **1 da Irlanda:** Athenry
- **1 do Japão:** Tachikawa
- **1 da Rússia:** Moscou

Crianças
- 202 Meninas
- 209 Meninos
- Quatro pares de gêmeos
- 247 crianças de 1 a 3 anos
- 142 pré-escolares (3 aos 6 anos)
- 22 crianças em idade escolar (7 aos 10 anos)

Eu gostaria de expressar a minha gratidão e afeto a todas as minhas mães e pais voluntários e aos seus filhos: Aanyah, Aaron, Abby, Abigail, Adam, Adren, Aeryn, AhLana, Aidan, Aisling, AJ, Aja, Alan, Aleksandar, Alexander, Aliza, Allen, Ally, Amanda, Amani Elizabeth, Amara, Amber, Ameila, Amelia Jun-Die, Amy, Andra, Andreia, Andrew, Aneese, Angela, Angelique, Ann, Anna, Anne-Marie, Annette, Annie, Annik, Arabella Mia, Ariana, Arianna, Ariella, Arley, Asher, Ashlea, Asphyxia, Auilalei, Aurora, Ava, Avery, Avital, Axa Elisabeth, Aylitamae, Aysha, Bader, Bailey, Barb, Barbara, Basil, Beatrix, Beckie, Becky, Ben, Benjamin, Bennett, Benny, Bethany, Betsy, Bill, Bittani, Blaze, Bobbie, Bonnie, Brandy, Brian, Brianna, Bridget, Brinley, Britt, Brittany Alexis, Brooke, Bruce, Caden, Callum, Candace, Carley, Carole, Caroline, Carter, Caspar, Catherine, Chana, Chester, Choshen, Christian, Christine, Christion, Christy, Ciara, Cindy, Claire, Clayton, Clement, Cole, Conall, Connor, Constanze, Corrine, Cristina, Dakari, Dakota, Dale, Damien, Damon, Daniel, Danielle, David, Deandra, Deanna, Debbie, Deborah, Deion, Devan, Devanie, Diana, Diana, Diogo Souki, Dionna, Dominique, Donna, Donovan, Doreen, Dovi, Dylan, Eithan, Ekatarina, Elana, Eleanor, Eleese, Elena, Eli, Elias, Elijah, Eliot, Elise, Elizabeth, Ella, Elliot, Emaya, Emerson, Emily, Emma, Emmett, Erin, Esther, Ethan, Eva, Evalin Julie, Evan, Ezia, Faith, Felicia, Flynn, Frances, Gabi, Gabriel, Gabriela, Gabrielle, Gale, Garrett, Gary, Genevieve, George, Gino, Gracie, Graciela, Graeme, Grayson, Greg, Hadar, Hadley, Hailey, Halene Isabelle, Hannah, Heidi, Henry III, Holly, Ian, Iftach, Isabel, Isabella, Isadora, Isla, Jack, Jackson, Jacob, Jacqueline, Jacquelyn, Jaimie, Jameel, Jamie, Jane, Janeil, Janice, Janie, Janos, Jason, Jayda, Jaylah, Jazmine, Jen, Jenna, Jennifer, Jesse, Jessica, Jessie, Jim, Joanne, Jobe, Jocelyn, Jodie, Joe, Joel, John, Jolene, Jordan, Jose, Josef, Joseph, Josh, Joshua, Jubal, Judy, Juliana, Juliane, Julie, Julietta, Kaitlyn, Kalani, Kara, Karah, Karen, Kari, Karolyn, Katherine, Kathi, Kathryn, Katie, Kayla, Kaylie, Keara, Keelin, Kekoa, Kelly, Ken, Kendra, Khalid, Khidar, Kia, Kieron, Kim, Kimberly, Kinder, Kirsten, Krista, Kristi, Kyleigh, Kylie, Laetitia,

Langston, Laura, Lauren, Leanne, Lee, Leigh, Liam, Liat, Lila, Lili, Lily, Linda, Lindsay, Lindsey, Liora, Lisa, Liz, Loddie, Logan, Lois, Lorenzo, Lorna, Lorraine, Louise, Lucas, Lucie, Lucy, Luis, Luke, Lynee, Maayan, Mackenzie, Maddison, Maddy, Madeline, Madelyn, Madison, Maia, Maisha, Malachy, Malcolm, Mara, Marc Jonah, Marcie, Margaret, Margot, Man, Marianna, Marianne, Maribel, Marie, Mann, Marisa, Marissa, Mark, Marlee, Mario, Mary, Mason, Mathieau, Mati, Matthew, Maverick, Max, Maya, Megan, Meilin, Mel, Meleila, Melissa, Melvin, Menachem, Michael, Michel, Michelle, Miguel, Mike, Mila, Miles, Mira, Miriam, Misha, Molly, Monica, Mordechai, Morgan, Moshe, Myles, Natalia, Natalie, Natasha, Nathan, Neko, Nicholas, Nicole, Nikki, Noa, Noah, Noreen, Ole, Olga, Oliver, Olivia, Omar, Orrin, Osama, Oscar, Paige, Pamela, Patti, Phylicia, Pnina, Prophet, Rachael, Rachelle, Raizel, Ransom, Raymond, Reagan, Rebecca, Renee, Rhonda, Ric, Rina, Rivka, Rohana, Romi, Rory, Rosa, Rosalee, Rosie, Rosina, Ross, Rus, Ryan, Sachin, Safiya, Sage, Saige, Sakina, Sam, Samantha Belle, Samuel, Sara, Sarah, Sean, Sedona, Sekou, Seth, Shaila, Shamshon, Sharalyn, Sharon, Sheila, Shelley, Sheri, Sherisse, Sherry, Shmuel, Shooni, Simeon, Simon, Singer, Skye, Skyler, Sofia, Solanne Bianchi, Sonja, Sophie, Spencer, Stacey, Stanley, Stephanie, Strahnn, Suzanne, Tara, Tasneem, Taylor, Theo, Theresa, Thomas, Tiane, Tiffany, Timmy, Timothy, Tina, Tobias, Tomas, Toni, Tonia, Tracy, Treston Hart, Tristan, Troy, Umar, Umar, Valeria, Victoria, Vincenzo, Wanda, Waylon, Wendy, Wiley Dennison, Will, William, Willow, Xenia, Yaffa, Yasmm Walters, Yedidya, Yenny, Yolanda, Yonathan, Yoni, Yonina, Yusuf, Zack, Zahava, Zane, Zayd, Zion e Zoe.

Prefácio

A disciplina pode ser um assunto assustador e complicado para os pais. A ideia de que somos responsáveis por ajudar nossos filhos a ter sucesso na jornada da infância à idade adulta pode ser arrepiante. Contudo, a palavra *disciplina* significa apenas ensinar e, como pais, ensinamos nossos filhos todos os dias – por exemplo, por nossas ações.

Em *Soluções de Disciplina sem Choro*, Elizabeth Pantley mostra como podemos realmente ajudar nossos filhos a dominar as habilidades práticas necessárias para a aprendizagem. Ela demonstra que as ações dos pais são apenas parte da equação da disciplina; a segunda metade é o ato de aprendizagem da criança. Ela oferece muitos métodos concretos para que crianças pequenas aprendam e cresçam, transformando-se em indivíduos autodisciplinados. Ela também oferece aos pais o conforto verbal e os métodos realistas para o manejo da disciplina na vida cotidiana com as crianças.

Pantley diz que "a administração da disciplina pelos pais tem a ver com ajudar seus filhos a criar uma fundação de valores, moral e orientações sólidas que possam usar durante uma vida inteira de autodisciplina". É tarefa dos pais, professores e outros adultos importantes na vida das crianças oferecer a eles as ferramentas e as orientações que precisam para desenvolverem esta autodisciplina. Uma tarefa de tal magnitude não deve ser deixada para o acaso ou à mercê da inexperiência. Qualquer adulto responsável por qualquer parte da criação infantil deve ter o bom-senso de ler, estudar e aprender como melhor abordar este empreendimento excepcionalmente importante.

Fiel à essência de todos os livros "Sem Choro" de Pantley, este volume mostra aos pais como ajudar para que seus filhos sejam receptivos às lições que eles ensinam, evitando lágrimas, frustrações e raiva que servem como barreiras à aprendizagem. Ele explica as emoções e motivações subjacentes que guiam o comportamento de uma criança e mostra como usar este conhecimento para orientar uma criança para as escolhas certas.

Como educadora e mãe de quatro filhos, Pantley tem a sabedoria e a experiência para mesclar o conhecimento profissional com conselhos realísticos e práticos. Seus métodos são explicados com clareza e demonstrados com muitos exemplos de fácil compreensão. As dicas úteis e histórias do seu vasto grupo de pais voluntários adicionam ainda mais praticidade às ferramentas oferecidas.

Soluções para Disciplina sem Choro é uma leitura obrigatória e definitiva para todos os pais e responsáveis por crianças pequenas. Se você busca ferramentas compreensíveis, eficientes e gentis para criar bons seres humanos, deixa que este livro seja o seu guia.

–Tim Seldin

Sobre Tim Seldin
Tim Seldin é presidente da Montessori Foundation e diretor do Conselho Montessoriano Internacional. Ele é autor de diversos livros sobre o método de Educação Montessoriana. Seu livro mais recente é *How to Raise an Amazing Child the Montessori Way.* Seldin é pai de cinco filhos e avô de uma criança. Ele reside na Flórida com sua esposa, Joyce St. Giermaine.

Parte 1

As Bases da Disciplina Sem Choro: Atitudes Essenciais para os Pais

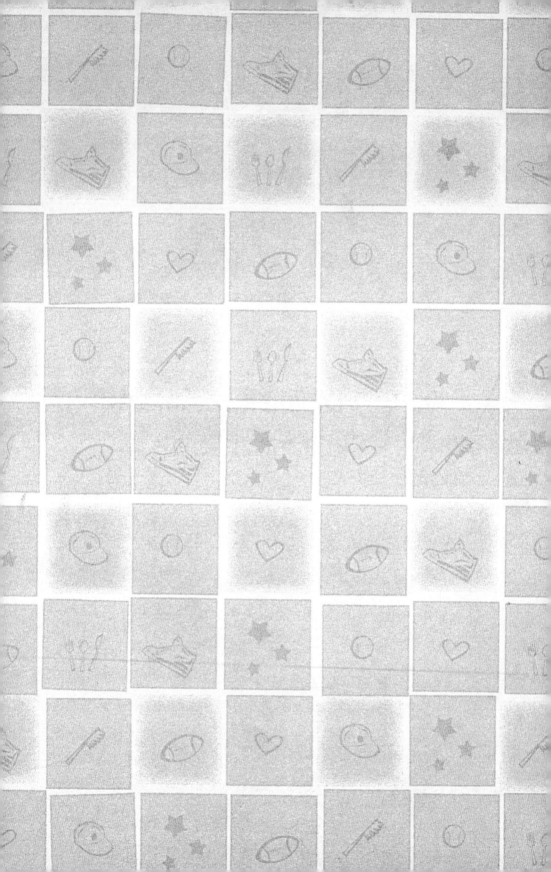

Disciplina:

Uma Tarefa Complexa que se Torna Mais Fácil com uma Perspectiva Correta

Criar seus filhos pode ser o trabalho mais maravilhoso e gratificante da sua vida. Entretanto, no que se refere à disciplina, essa missão também pode ser a mais complicada, difícil e frustrante do mundo. Apenas a palavra *disciplina* é o bastante para fazer tremer muitos pais, já que traz visões de um pai ou mãe rígido distribuindo punições e de uma criança chorando sentada em um canto. Contudo, disciplina não tem a ver com punição e não precisa ter lágrimas como resultado. De acordo com a definição constante no dicionário Webster, *disciplina* significa: "treinamento que desenvolve autocontrole e caráter". Tal definição pode levá-lo a crer que o processo tem tudo a ver com ensinar e de certo modo, você tem razão. Ensinar é a sua parte na equação da disciplina, e não há substituto para lições de boa qualidade. Entretanto, a parte do seu filho na equação é a mais importante – aprender.

Minha filha mais velha, Ângela, está com dezoito anos e cursa a universidade. Seu pai e eu recordamos com muita clareza um momento de inspiração que ocorreu quando ela estava com sete anos. Ângela tentava explicar ao pai algo importante e exigia a sua atenção. Ele disse: "Estou ouvindo". Então, Ângela respondeu: "Pai, você ouve, mas não entende". Para nós, este momento foi esclarecedor, e essa simples troca de palavras ressurge em muitas conversas ao longo dos anos enquanto criamos nossos quatro filhos. Queremos entendê-los e que eles nos entendam enquanto tentamos lhes passar as lições que consideramos necessárias. Ensinamentos que caem em ouvidos moucos representam tempo perdido, e aprendemos que o choro tapa os ouvidos das crianças, quase sempre que isso acontece. O choro atrapalha a aceitação, o entendimento e a aprendizagem.

> **Para Lembrar**
> "Educar é acender uma chama, não encher um vaso."
> **Sócrates, filósofo da Grécia antiga**

A disciplina ensinada pelos pais tem a ver com ajudar os filhos a criar uma base de valores, moral e diretrizes sólidas que eles possam usar para uma vida inteira de autodisciplina. O ensino desses princípios ocorre com praticamente qualquer interação que temos com nossos filhos. *Disciplina sem Choro* significa ajudar para que as crianças se mostrem receptivas às lições que ensinamos, evitando as lágrimas e a raiva que servem como barreiras à aprendizagem.

Ninguém nasce sabendo como ser pai ou mãe, nem como ensinar importantes lições de vida aos filhos. A maioria das pessoas descobre que essa tarefa é muito mais complexa do que jamais sonharia em imaginar. Cuidar de um bebê é o nosso primeiro passo na jornada de ser pai ou mãe, e as lições que ensinamos durante os primeiros anos dizem respeito a amor, conexão e interação humana básica. Quando começamos a sentir confiança em nossa capacidade e ideais para criarmos nossos bebês, descobrimos que muitas das habilidades que já dominamos não se aplicam a um bebê maiorzinho, que já começa a dar os primeiros passos. Ajustamos nossa abordagem e descobrimos novamente que precisamos nos readaptar quando nosso bebê se transforma em um pré-escolar, e novamente quando ele entra na adolescência... e mais um vez quando nosso filho ingressa na faculdade ou inicia a sua vida adulta. Não há um botão de *pare* que dê fim à nossa tarefa como pais; depois que um filho entra em nossas vidas, somos pais para sempre. Na verdade, precisamos enfrentar *todo um novo trabalho* como pais sempre que nossos filhos passam de um para outro marco em suas vidas. Assim como ocorre em qualquer outro empreendimento, quanto maior seu conhecimento em cada etapa, quanto maior for sua confiança, mais fácil será sua missão e melhor será seu relacionamento vitalício com seu filho.

Existem muitas maneiras de aumentar seu prazer por ser pai ou mãe. Existem muitas coisas que você pode fazer para evitar o bloqueio causado por lágrimas e raiva, coisas que permitem que a disciplina se desdobre da maneira mais eficaz. Habilidades praticadas e diretrizes firmes podem ajudá-lo a mover-se de um para outro marco do desenvolvimento do seu filho com relativa facilidade.

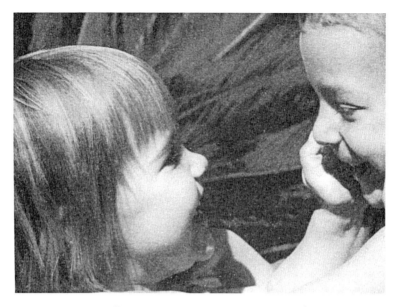

Derryn, 2 anos, e Wade, 4 anos

Essas ideias podem ajudá-lo a criar seu filho para ser aberto à aprendizagem e para que se torne um ser humano maravilhoso. Você pode descobrir tais habilidades parentais por conta própria; elas podem ser aprendidas na prática, por tentativa e erro. Entretanto, a parte do "erro" pode ser prolongada e sofrida. Ou, ainda, você pode aprender habilidades eficazes analisando e estudando os sucessos (e fracassos) das legiões de outros pais que já passaram pelas mesmas situações que você passa.

Pode ser útil iniciar sua jornada examinando seus próprios sentimentos acerca da disciplina e seus sentimentos sobre o que significa ser um pai. Você pode dar o primeiro passo na trilha certa se dissipar as crenças negativas que abatem seu ânimo e, depois, encher esse espaço com habilidades positivas e eficazes para a educação dos seus filhos.

Banindo os Mitos

Como se já não fosse suficientemente difícil criar nossos filhos, a maioria dos pais acredita em mitos que complicam o processo e os fazem sentirem-se confusos, frustrados e inadequados. Esses mitos horríveis tornam-se nuvens escuras e quase sufocantes que pairam sobre eles, perturbando a alegria da experiência de criar os filhos.

Vemos com alguma frequência a citação de John Wilmot, Conde de Rochester, que disse: "Antes de me casar, eu tinha seis teorias sobre a criação dos filhos. Agora, tenho seis filhos e nenhuma teoria". Todos nós temos teorias, ideais e expectativas sobre ser pai ou mãe, antes de termos os nossos próprios filhos. Contudo, quando nos tornamos pais, aprendemos pela experiência que muitos desses revelam-se totalmente incorretos. Às vezes, essas crenças são ingênuas ou mal-orientadas; em outras ocasiões, elas são invenções completas.

A seguir, eu apresento um questionário que o ajudará a determinar os mitos comuns e inquietantes nos quais você acredita. Talvez você nunca tenha percebido a intensidade em que eles o afetam, mas isso não muda o efeito que exercem. Depois de identificar os mitos que colorem sua vida cotidiana, eu lhe direi a verdade sobre cada um. Ao reconhecer a existência desses mitos na sua vida, você dará o primeiro passo pra eliminá-los. Aprender a verdade eliminará suas dúvidas e o deixará aberto para aprender modos novos e eficazes de criar seus filhos.

Indique com um Sim ou Não honesto se você acredita (ou se um dia acreditou) nas seguintes asserções:

SIM	NÃO	Crença dos Pais
___	___	Se um pai for realmente apegado, envolvido e afinado com seu filho, a criança se comportará bem naturalmente e a disciplina não será necessária.
___	___	Se você ama seu filho e suas intenções são boas, será naturalmente um bom pai ou uma boa mãe.

_____ _____ Bons pais não perdem a paciência e nem gritam com seus filhos.

_____ _____ Se os pais são um casal muito afinado e têm um relacionamento sólido, sempre concordarão sobre a melhor maneira de educarem seus filhos.

_____ _____ Os pais são totalmente responsáveis pelo comportamento e ações dos filhos. Pais exemplares têm filhos que só podem ter um bom futuro.

_____ _____ Se lermos livros escritos para os pais, comparecermos a cursos e aprendermos habilidades e ferramentas eficientes, sempre estaremos no controle. Depois que aprendemos todas as abordagens corretas para a criação dos nossos filhos, nossas vidas como pais serão muito tranquilas.

Agora que você já avaliou suas crenças com relação a ser pai/mãe, tratemos de dissipar os mitos para que você possa aliviar sua ansiedade e culpa por problemas imaginários. Além disso, talvez você possa prevenir problemas futuros se puder peneirar as inverdades e as verdades sobre criar seus filhos. De acordo com Candace B. Pert, Ph. D., em seu livro *Everything You Need to Know to Feel Go(o)d* (Hay House, 2996): "Todos nós usamos imagens mentais no dia a dia, sempre que nos envolvemos nas duas formas mais comuns de preocupação: arrependimento pelo passado ou temor pelo futuro... [mas] podemos usar essa mesma habilidade de um modo mais positivo". Ela prossegue dizendo que "quanto mais tentamos engajar nossa atenção ou nossa percepção consciente em algo que pretendemos manifestar, mais a intenção se torna real no mundo". Assim, examinaremos agora cada um dos mitos e a verdade genuína e avançaremos para estilos de criação dos filhos mais desimpedidos e positivos.

Depoimento de Pai

"Sempre pensamos que se fôssemos bons pais, nosso filho não seria teimoso e não teria ataques de birra. Mas, sabe, estávamos errados. Foi quase mais difícil lidar com o fato de que, apesar da nossa dedicação à educação, nosso filho era teimoso e malcomportado do que lidar com os ataques reais de raiva."

Adam, pai de Zahava, 4 anos

Mito: Se um pai for realmente apegado, envolvido e afinado com seu filho, a criança se comportará bem naturalmente e a disciplina não será necessária.

A verdade: Você pode envolver-se totalmente com o seu filho, desde o momento em que ele nasce. Você pode ler todos os melhores livros escritos para pais, fazer cursos e fazer *absolutamente tudo* certo, mas seu filho *ainda* se comportará mal. A verdade é que isso acontece com *todas* as crianças. *Todas* cometem erros. *Todas* choramingam, teimam e se mostram agressivas. Isso ocorre porque todas elas são seres humanos – *jovens, inexperientes e ingênuos*. O ser humano é falível e comete erros, toma decisões ruins e – sejamos otimistas – aprendem com seus erros.

Quando uma criança não se comporta bem, isso não é reflexo da falta de envolvimento ou de habilidade dos pais. Não é uma indicação de que algo deu errado. É simplesmente uma faceta da nossa condição humana.

É nosso dever e privilégio amar nossos filhos e orientá-los e guiá-los, nos envolver com eles e ser pais dedicados, da melhor maneira que pudermos. E é nosso dever entender que nossos filhos *são* perfeitos – uma perfeição realista e humana que permite erros e mau comportamento no trajeto para o crescimento e desenvolvimento. Esses enganos são necessários para garantir a ocorrência da aprendizagem e crescimento, e esta é a beleza de ser pai ou mãe. Nossos filhos não precisam ser impecáveis para receberem nosso amor e apoio incondicionais.

Mito: Se você ama seu filho e suas intenções são boas, será naturalmente um bom pai ou boa mãe.

A verdade: Amar seu filho é fácil. Criá-lo é que é difícil. Boas habilidades parentais são *aprendidas*. Criar nossos filhos é complicado, intensivo e sofre mudanças constantes. Para ser um pai calmo e eficiente, você precisa de conhecimento e habilidades, e raramente uma pessoa já nasce com essas habilidades.

Este conceito se torna ainda mais complicado porque não existem respostas claras e definitivas, no que se refere a criar nossos filhos, e conselhos contraditórios são abundantes. Assim, os pais precisam examinar tudo o que conhecem, tudo o que sabem e o que ouvem, assim como tudo o que aprendem, para descobrirem uma abordagem correta para cada um dos seus filhos.

Mito: Bons pais não perdem a paciência e não gritam com seus filhos.

A verdade: Até mesmo a pessoa mais tranquila e cuca fresca perde a paciência e grita, de tempos em tempos – todos somos humanos. Não importando o quanto amemos nossos filhos, eles desafiarão nossa paciência, cometerão erros e nos irritarão.

> **Depoimento de Mãe**
>
> "Esse é um dos mitos em que eu acreditava totalmente, de modo que perdi a fé em mim mesma quando enfrentei o primeiro mau comportamento do meu filho. Procurei respostas com todo mundo e em todos os lugares, mas só me restou a confusão quando obtive conselhos totalmente conflitantes. Precisei ter mais dois filhos para finalmente descobrir que todas as crianças têm seus momentos ruins. Agora, eu acredito em mim mesma, leio sobre aquilo que gera dúvidas e sigo apenas os conselhos que fazem sentido para mim."
>
> **Jamie, mãe de Grayson, 4 anos; Emerson, 3 anos; e Anna, 2 anos**

Todas as crianças têm seu lado "pestinha". E sabe de uma coisa? Quando elas demonstram o lado "pestinha", os pais perdem a paciência e – por incrível que lhe pareça – GRITAM!

Sou uma experiente mãe de quatro crianças. Ganho a vida escrevendo livros e apresentando conferências sobre como criar nossos filhos. Adoro minhas crianças, de todo coração, e tento ser a melhor mãe possível. Ainda assim... meus filhos nem sempre são anjos. Meu garoto de seis anos comporta-se mal, e meus três adolescentes *ainda* têm lá seus ataques de pestinhas. Além disso, com uma frequência maior do que eu gostaria, quando meus filhos se comportam mal... eu perco a paciência e grito, exatamente como você faz. Exatamente como qualquer pai ou mãe do mundo.

Assim, o que você me diz de eliminarmos esse mito opressivo? Deveríamos nos levantar e gritar: "Seres humanos cometem erros! Os pais e crianças são seres humanos! Crianças às vezes se comportam mal! Os pais às vezes gritam! Isso é NORMAL!".

Mito: Se os pais são um casal muito afinado e têm um relacionamento sólido, sempre concordarão sobre a melhor maneira de educar seus filhos.

A verdade: É muito comum pai e mãe, mesmo quando são um casal perfeito e mantêm um bom relacionamento, discordarem sobre a educação dos filhos. Alguns podem discordar sobre questões ligadas aos cuidados de um bebê, enquanto outros estarão em total sintonia durante os primeiros anos da vida dos filhos e, então, discordarão quando a criança ingressar na escola ou entrar na adolescência.

A maneira como abordamos a criação infantil é influenciada por nossas experiências passadas – tanto pelas coisas que optamos por fazer quanto por aquelas que tentamos evitar. É praticamente impossível duas pessoas estarem em perfeito acordo sobre cada decisão ligada aos filhos. Contudo, a boa comunicação e a discussão contínua podem ajudar qualquer casal a encontrar um meio-termo sobre questões importantes enquanto educam seus filhos.

Mesmo quando concordamos sobre uma teoria básica de cuidados parentais, podemos discordar ligeiramente quanto ao enfoque. E, mesmo se concordamos sobre o enfoque, nossas diferentes personalidades garantem que nem sempre lidaremos com as coisas exatamente da mesma maneira.

Depoimento de Mãe

"Tenho percebido que muitas vezes, quando meu marido começa a disciplinar nosso filho, eu me intrometo e tento fazer com que não pareça tão grave o que nosso menino fez. Por alguma razão, tenho essa ânsia materna por protegê-lo. Protegê-lo do quê? Depois, quando penso nisso, eu percebo que ele se comportou mal e o pai tentou corrigi-lo, de modo que eu não precisava oferecer proteção! Embora usemos a mesma técnica, nossas abordagens verbais e não-verbais diferem. Esse instinto materno está sempre presente, mas preciso continuar me esforçando para não intervir, porque meus métodos não são os únicos certos. Percebo que Garrett está respondendo muito bem à consistência que temos, cada um à sua maneira."

Brandy, mãe de Garrett, 2 anos

Mito: Os pais são totalmente responsáveis pelo comportamento e ações dos seus filhos. Pais exemplares têm filhos que só podem ter um bom futuro.

A verdade: Assim como as personalidades dos adultos diferem, o mesmo ocorre com as crianças. Mesmo quando duas crianças são criadas exatamente da mesma forma, na mesma casa e com os mesmos pais, suas diferentes personalidades e percepções sobre a vida afetam a forma como interpretam seus mundos. Duas crianças assim podem tornar-se pessoas muito diferentes uma da outra. É verdade que as ações dos pais podem influenciar imensamente o comportamento – mas a personalidade e as experiências de vida fora da família têm um impacto sobre a forma como a criança responde a qualquer situação.

Os pais não são 100% responsáveis por todas as ações assumidas por seus filhos. As crianças são seres humanos separados dos pais, e desde uma idade precoce suas decisões começam a afetar a trilha que seguirão na vida. As crianças não são uma *tabula rasa* na qual podemos escrever o que bem entendermos, nem são um pedaço de argila que podemos moldar em qualquer forma que desejarmos.

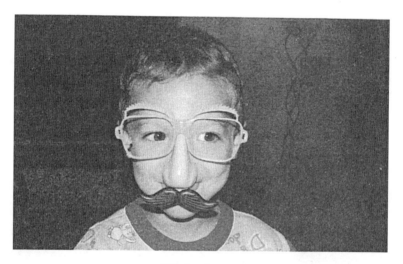

Wade, 4 anos

Depoimento de Pai

"Meus irmãos e eu fomos criados da mesma maneira, mas somos três pessoas muito diferentes e com personalidade e traços muito distintos. Somos tão diferentes que algumas pessoas se surpreendem quando descobrem que somos irmãos."

David, pai de Brian, 6 anos, e Josh, 3 anos

Entretanto, os pais realmente fazem diferença, e muita. A forma como educamos nossos filhos terá um impacto enorme sobre o adulto em que ele se transformará. Existe uma clara relação entre a forma como você cria os filhos e o nível de felicidade e sucesso que ele atingirá na vida. Estilos de criação positivos, sensatos e eficazes têm a maior chance de gerar a recompensa de filhos de sucesso, felizes, com autoestima saudável e que se tornam adultos bem-sucedidos e felizes, com uma vida satisfatória.

Mito: Se lermos livros escritos para os pais, comparecermos a cursos e aprendermos habilidades e ferramentas eficientes, sempre estaremos no controle. Depois que aprendermos todas as abordagens corretas para a criação dos nossos filhos, nossas vidas como pais serão muito tranquilas.

A verdade: Pais são pessoas, e as pessoas não são perfeitas. Não importando quantas habilidades maravilhosas você domine, não importando quanto conhecimento acumule, existirão momentos em que as suas emoções interferirão e não reagirá da melhor maneira. De fato, quanto mais sabemos, mais somos críticos sobre nossas ações. Começamos a ver os erros com maior clareza e a julgarmos nossas falhas com mais rispidez. Os melhores pais são aqueles que se esforçam mais, mas ainda assim se veem sob a luz mais dura possível.

Para Lembrar

Todos precisam de ajuda enquanto criam seus filhos. Ninguém deveria ser pai ou mãe em um vácuo — deveríamos tirar vantagem dos muitos recursos maravilhosos que temos à nossa disposição, mas com a consciência de que não podemos aplicar tudo o que aprendemos todos os dias. Podemos apenas dar o melhor de nós.

Para Lembrar

Pais que fazem a coisa certa 70% do tempo deveriam orgulhar-se do trabalho que estão fazendo.

Tenha em mente que as crianças também são pessoas. Elas têm emoções voláteis, humores que variam e muitas necessidades e carências. Além disso, as crianças mudam e crescem dia após dia, enquanto aprendem sobre elas mesmas e sobre o mundo.

Desejar 100% de perfeição como pai ou mãe é uma meta impossível. Setenta por cento é mais ou menos o nível de perfeição que podemos ter como pais. Essa porcentagem resulta em uma família feliz. Mesmo com os altos e baixos normais, 70% terá como resultado um adulto bem resolvido.

Reserve algum tempo para pensar nesses e em outros mitos, teorias, ideais e expectativas nos quais você acreditava. Pondere sobre a origem das suas convicções e por que você as considerava verdadeiras. Depois, pense no que você está aprendendo sobre a verdade da questão. Ao analisar mitos e substituí-los por sua própria verdade, você pode exercer suas funções de pai de um modo mais honesto, desimpedido e agradável.

Para Lembrar

"Não acredite no que você ouviu dizer; não acredite em tradições só porque têm sido passadas entre as gerações. Não acredite em alguma coisa porque anda de boca em boca ou muitos falam sobre o assunto. Não acredite simplesmente porque os escritos de algum sábio já idoso foram publicados. Não acredite em conjeturas. Não acredite em algo como uma verdade à qual você se apegou por hábito; não acredite simplesmente na autoridade dos seus professores e dos mais velhos.

Após a observação e análise, quando algo vem de encontro à razão e conduz ao bem e ao benefício de todos, aceite isso e lhe dê crédito."

Buda (2.600 anos atrás)

Planejando com Antecedência, Vendo à Frente:
Seu Filho na Adolescência

Apresentei-me recentemente em uma conferência para educadores sobre parto. O tema era "Preparando os Futuros Pais para as Realidades da Vida com o Novo Bebê". Os organizadores me disseram que o tema foi escolhido porque um dos desafios mais comuns relatados pelos educadores é que os pais dedicam muito mais tempo e energia decorando o quartinho do bebê e comprando o enxoval que pensando sobre como a vida com o recém-nascido realmente será. Consequentemente, as queixas mais comuns dos novos pais são: "Eu não sabia o que esperar!", "Ninguém me contou que criar um bebê era tão difícil!", "Eu me senti desajeitada, confusa e inadequada". A realidade da vida com um novo bebê lança luz sobre o fato de que as cores das paredes do quarto e o número de roupinhas engraçadinhas não têm absolutamente nada a ver com a confiança, capacidade ou preparação de um marinheiro de primeira viagem para o seu novo papel.

É a mesma forma de pensar que faz com que muitos pais de crianças pequenas acreditem que é cedo demais para pensar na adolescência dos filhos – ou mesmo em quando eles estarão na sexta série. Aqui é que minha experiência pessoal como mãe me permite um maior esclarecimento. Meu filho mais novo está na pré-escola. Meus três filhos mais velhos são adolescentes – meu primogênito mal começou seu curso universitário. Essa mistura de idades é uma bênção em meu trabalho como educadora para os pais – consigo ver os dois extremos do espectro da criação dos filhos.

Assim como os instrutores para pais inexperientes acreditam que entender como cuidar do bebê *antes* de sua chegada lhes dá o conhecimento necessário para lidar com os desafios que encontrarão *após* a chegada do filho, acredito que olhar à frente, para a época em que seu filho será um jovem adulto, lhe proporciona um tremendo benefício em termos de previsão, à medida que você o cria hoje.

Dê a si mesmo a oportunidade de observar o futuro para uma viagem emocional e, *antes* que o futuro chegue, pergunte a si mesmo: "*O que eu teria feito de diferente?*"

Como mãe de um filho de dezoito anos que acabou de sair de casa para cursar uma universidade e dois outros adolescentes que logo também irão embora, mais um menino de seis anos com o qual me envolvo em tempo integral todos os dias, tenho indagado a mim mesma as seguintes questões: *O que eu teria feito de diferente com meus três filhos mais velhos? O que farei de diferente com o meu caçula? Como poderia ser boa mãe se outro bebê chegasse à minha vida?* Deixando de lado quaisquer questões triviais (por exemplo, eu teria mandado fazer um novo armário de sapatos muito antes), este livro permite que eu compartilhe com você minhas realizações e lições mais importantes.

Olhando à Frente e Olhando para Trás: O que *Você* Teria Feito de Diferente que Pode ser Mudado Agora?

Felizmente, consigo ver com olhos bem abertos, fazer correções e usar o que aprendi, enquanto continuo criando meus filhos. E, ainda mais, sou capaz de compartilhar esses pensamentos com meus leitores. É claro que nem todos os pais têm os mesmos objetivos, valores ou personalidades que eu. E cada um dos meus leitores criará sua própria lista, com o tempo. Entretanto, neste momento, o mais importante é simplesmente reservar um tempo para ver seu filho como um jovem adulto. Capture os traços e valores mais importantes que você deseja ver nessa bela pessoa, assim como o relacionamento que você terá com esse ser humano incrível.

Use sua visão para guiá-lo enquanto toma as decisões mais importantes do dia a dia. Este é um processo contínuo, que exige atualização de tempos em tempos, mas manter um olho no futuro o levará a tomar melhores decisões hoje.

Como as Ações de Hoje Afetarão seu Futuro Adolescente

Não podemos moldar totalmente nossos filhos para que sejam as pessoas que desejamos. Contudo, a forma como respondemos aos nossos bebês e pré-escolares afetará diretamente o modo como serão quando ingressarem na escola. Isto, por sua vez, afetará quem eles se tornarão como adolescentes e como adultos. No que se refere especificamente ao mau comportamento com o qual pais e adolescentes se deparam, as sementes desses comportamentos foram plantadas muito, *muito* tempo atrás – quando seu adulto era bebê ou dava os primeiros passos. Essas sementes foram regadas e fertilizadas inadvertidamente durante os anos de pré-escolar e início da infância até se tornarem plantas robustas (ou, de fato, ervas daninhas difíceis de arrancar).

Se você pudesse ver como seus filhos serão no futuro, isso lhe daria um esclarecimento maior e uma imensa ajuda sobre como deve manejar as coisas no dia a dia. Não é possível fazer isso, mas também não é preciso. Uma vez que todas as crianças são muito parecidas em muitos comportamentos, tire vantagem da experiência daquelas famílias que já passaram pelo mesmo antes de você plantar as sementes para um futuro positivo e agradável. Na tabela a seguir, você verá alguns exemplos específicos de comportamento desagradável demonstrado por adolescentes, comparado com o comportamento desejável, além de dicas sobre como aumentar as chances de o seu filho se transformar em um adolescente ou adulto que demonstre o bom comportamento que todos os pais esperam.

Esta tabela apresenta apenas alguns dos comportamentos mais comuns e frustrantes; é claro que ela não é um quadro completo da vida cotidiana. A lista poderia continuar por mais algumas páginas ou até mesmo encher um livro inteiro! Entretanto, se você puder começar a abrir sua mente além do momento e atentar o rumo que você e seu filho estão tomando para o futuro, você poderá tomar decisões melhores e mais eficientes como pai ou mãe. Mas será que é possível tomar a decisão certa em todos os momentos, sem errar? Todos os dias? Não, nem em seus sonhos mais felizes! A vida é complicada e nossos dias com nossos filhos são muito agitados, mas quando temos luzes iluminando o trajeto, o resultado final é sempre, sempre melhor.

Mau Comportamento Típico de Criança Mais Velha/Adolescente	Comportamento Desejável	Como Ajudar seu Filho Pequeno a Desenvolver o Comportamento Desejável
Deixa louças sujas espalhadas pela casa	Coloca as louças na lava-louças, liga o aparelho e depois guarda a louça limpa	**Bebê:** Faça-o entregar o prato para você ao terminar de comer. **Pré-escolar:** Faça-o levar a louça suja até o balcão ou a pia. **Criança maior:** Faça-o colocar a louça na lava-louças, ajudar para tirá-las da máquina e guardá-las e seguir uma rotina de limpeza.
Deixa pilhas de roupas sujas no chão do quarto	Lava as roupas e as guarda depois	**Bebê:** Faça-o empilhar as roupas sujas no seu quarto. **Pré-escolar:** Faça-o empilhar as roupas sujas na lavanderia ou classificá-las em um cesto. **Criança maior:** Faça-o ajudar a separar meias sujas, dobrar camisetas e guardar as próprias roupas em gavetas ou no armário.
Responde mal quando os pais pedem que faça algo	Obedece, mesmo com desagrado, sem responder mal	**Bebê:** Evite dizer "não" excessivamente ao seu filho. Diga-lhe o que fazer com mais frequência do que aquilo que não deve fazer. **Pré-escolar:** Corrija educadamente comentários inapropriados. Ensine a criança a expressar sentimentos negativos de uma forma aceitável. **Criança maior:** Aborde imediatamente cada episódio de respostas indesejáveis. Defina os comportamentos que não são tolerados. Seja consistente.
Ignora os pedidos dos pais	Reconhece uma solicitação e faz o que é pedido	**Bebê:** Faça pedidos simples, claros e apropriados para a idade. **Pré-escolar:** Faça solicitações no nível visual da criança, com clareza e de modo específico. **Criança maior:** Acompanhe o comando com uma ação (por exemplo, pegando a mão da criança) se ele não responder imediatamente.

Mau Comportamento Típico de Criança Mais Velha/Adolescente	Comportamento Desejável	Como Ajudar seu Filho Pequeno a Desenvolver o Comportamento Desejável
Esquece de fazer as tarefas, como levar o lixo para fora	Realiza tarefas diárias sem precisar ser mandado	**Bebê:** Faça-o ajudar a limpar o que sujou, tornando o processo agradável. **Pré-escolar:** Institua rotinas diárias de limpeza. **Criança maior:** Dê-lhe responsabilidades específicas e diárias, anotando-as em uma lista de tarefas.
Provoca e briga com os irmãos	Relaciona-se bem com irmãos, lidando de forma madura com as diferenças	**Bebê:** Ensine-o a compartilhar e a ser carinhoso e gentil com os irmãos. **Pré-escolar:** Medeie discussões entre os irmãos e os ensine a resolver seus próprios problemas. **Criança maior:** Exija que as crianças trabalhem com suas diferenças enquanto você supervisiona à distância.
Grita ou fala palavrões	Expressa a raiva de maneira adequada	**Bebê:** Para ajudá-lo a entender o que sente, reconheça e dê nome às emoções que seu filho demonstra. **Pré-escolar:** Incentive-o a dizer o que sente. Ajude-o a encontrar soluções para os problemas. **Criança maior:** Ensine habilidades de manejo da raiva, como retirar-se para ficar sozinho e esfriar a cabeça.

Mau Comportamento Típico de Criança Mais Velha/Adolescente	Comportamento Desejável	Como Ajudar seu Filho Pequeno a Desenvolver o Comportamento Desejável
Trata os pertences sem nenhum cuidado	Respeita e cuida dos pertences	**Bebê:** Não permita a destruição ou mau uso de brinquedos. **Pré-escolar:** Não permita acúmulo excessivo de brinquedos não usados. Não substitua imediatamente os brinquedos quebrados. **Criança maior:** Não seja indulgente demais. Faça seu filho merecer algum dinheiro para comprar o que deseja. Mantenha os brinquedos limpos e organizados.
É sedentário, só assiste TV e não se exercita o bastante	Assiste TV com bom-senso, é ativo e pratica bastante exercícios	**Bebê:** Limite a TV a trinta minutos ou menos por dia. Incentive brincadeiras e atividades ativas. **Pré-escolar:** Não use a TV como babá no dia a dia. Torne prioridade brincadeiras ao ar livre e atividades físicas. **Criança maior:** Incentive a criança a praticar esportes. Providencie e tenha disponíveis muitos materiais para brincadeiras ativas. Limite a TV a um tempo previamente concordado.
Mente sobre pequenas e grandes coisas sem pestanejar	Conta a verdade, mesmo em situações difíceis	**Bebê:** Ensine sobre honestidade e modele comportamentos honestos para ele. **Pré-escolar:** Não puna os erros. Ensine-o a ser honesto. **Criança maior:** Concentre-se na solução dos problemas, em vez de na punição. Elogie a honestidade.

Mau Comportamento Típico de Criança Mais Velha/Adolescente	Comportamento Desejável	Como Ajudar seu Filho Pequeno a Desenvolver o Comportamento Desejável
Não se comunica com os pais	Tem comunicação honesta e franca com os pais	**Bebê:** Brinque com seu filho diariamente. **Pré-escolar:** Reserve algum tempo todos os dias para escutar o que seu filho lhe conta. Incentive bate-papos. **Criança maior:** Escute-o, olhos nos olhos e sem distrações. Tente ver a vida sob a perspectiva dele.
Não possui habilidades sociais, exibindo grosseria e insensibilidade	É educado e respeitoso	**Bebê:** Ensine boas maneiras. **Pré-escolar:** Lembre-o, de forma incansável e educada, para usar boas maneiras (por exemplo, dizendo "por favor", "obrigado" e "desculpe-me". **Criança maior:** Modele boas maneiras com seu filho e com outras pessoas. Crie a expectativa de que ele deverá usar o que lhe foi ensinado em termos de cortesia.

Construindo uma Base Sólida

Este livro é sobre como viver o dia a dia com seus filhos de um modo controlado e, ainda assim, carinhoso e alegre. Ele oferece muito material para pensar em relação ao seu papel como pai ou mãe, assim como maneiras de ajudá-lo a entender melhor seu filho. Ele está repleto de dicas práticas que podem ser usadas todos os dias, para facilitar sua vida. Entretanto, todas essas ideias podem funcionar muito melhor quando a base da sua abordagem de pai é forte e estável.

O que cria uma base sólida? Que tipo de coisas torna os pais calmos e confiantes? Que atitudes podem incentivar a cooperação de uma criança? Que disposição mental traz a disciplina eficaz e positiva? Quais são os conceitos mais importantes a aprender e usar durante os primeiros anos de vida do seu filho? Essas perguntas são importantes, e as respostas a elas são complexas.

Enquanto estou aqui, com uma filha linda de partida para a universidade, consigo recordar os últimos dezoito anos e contemplar o que fiz para ajudá-la a chegar a esse marco tão importante. Tenho perguntado a mim mesma: *O que eu aprendi? Quais são as lições mais importantes que eu deveria compartilhar com os pais de crianças pequenas que recém iniciam sua jornada com seus filhos?* Após cogitar muito, pensei em compartilhar com você aquilo que eu gostaria que alguém tivesse me contado, quando eu tive o meu primeiro filho.

O Quadro como um Todo é Mais Importante que Qualquer Ação Isolada

Do momento em que o bebê nasce até o momento em que ele sai de casa para cursar uma faculdade ou para seguir seu destino fazendo qualquer outra coisa, vocês dois terão mais de 100.000 horas para interagir e criar uma ligação sólida. Seria absolutamente impossível ter felicidade extrema e precisamente coreografada em todas essas horas. Sempre existirão muitas horas difíceis, raiva injustificada e erros de ambas as partes. A mera tentativa de tentar a perfeição seria ridícula e cansativa, mas ainda assim, como pais, a maioria das pessoas se critica desnecessariamente por cada situação negativa.

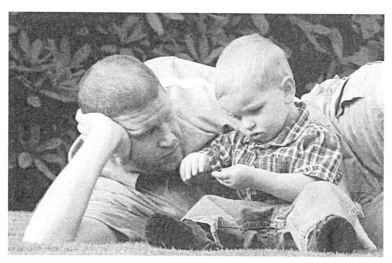

Papai e Evan, 2 anos

Criar um filho exige que tomemos muitas decisões em um único dia, desde as mais insignificantes até aquelas que podem alterar toda uma vida. Às vezes, é óbvio que tomamos a decisão certa, mas em outros momentos isso não é tão claro e, de tempos em tempos, percebemos que cometemos um erro. Quase todos os erros que tomamos como pais já foram cometidos por incontáveis pais ao longo da história.

Mais importante é que qualquer ação isolada é a sua filosofia e visão geral, ao criar seu filho. Quando o amor é a base, quando habilidades eficazes para a disciplina estão na estrutura e seu objetivo é educar seu filho para ser um bom ser humano, com quem você possa ter um relacionamento agradável durante a vida inteira, então é provável que tudo corra como você deseja.

Relaxe Mais e se Estresse Menos

Ah, meu Deus! Quando penso em milhões de pequenas coisas com as quais me estressei durante os últimos dezoito anos! Quartos bagunçados, caras sujas, brinquedos perdidos, vegetais não comidos. Nada disso tem importância hoje. Aqueles detalhes insignificantes e cruciais certamente consomem uma grande parte das nossas vidas, mas quando causam angústia desproporcional, eles podem encobrir muitas pequenas alegrias que as crianças trazem às nossas vidas.

Veja essas coisinhas pelo que são – coisinhas – e não permita que elas impeçam o seu prazer em viver cada dia da sua vida em família.

> **Depoimento de Mãe**
>
> "Eu sempre digo 'aproveite cada segundo da vida'. Não fique desejando que seus filhos cresçam e entrem na escola, ou que terminem de estudar e sejam independentes. Não olhe para trás, entristecendo-se porque as crianças cresceram rápido demais. Apenas aproveite o momento. Cada estágio tem seus prós e contras. Nenhum deles é perfeito e cada um deles sempre acaba."
>
> **Bonnie, mãe de Ariella, 16 anos; Yonina, 14 anos; Dovi, 12 anos; Mordechal, 10 anos; Yedidya, 6 anos e Liora, 2 anos**

Divirta-se Mais com as Brincadeiras

Disponha-se a juntar-se aos pequenos nas encantadoras brincadeiras com uma frequência um pouco maior. Você não precisa ter sempre um olho no relógio quando se envolve em brincadeiras com o seu filho. Deixe que a secretária eletrônica pegue mais alguns recados. Ignore o *ding* dos novos e-mails em seu computador até terminar a construção do forte ou do zoológico de argila ou até terminar a leitura do livro.

É claro que você brinca com seu filho, mas com demasiada frequência sente culpa por esses momentos – algo "mais importante" sempre está à sua espera. Se você fizesse uma lista de todas aquelas coisas tão importantes que interferiram com suas brincadeiras ao lado do seu filho no passado, tenho certeza de que a lista lhe pareceria um pouco tola agora. Tudo o que era importante foi feito, eu tenho certeza, embora você provavelmente já não consiga recordar o que era esse "tudo". E também tenho certeza de que um pouco mais de brincadeira não teria causado um caos em sua vida. Uma vez que seu filho cresça e se transforme em um adolescente ocupado ou em um adulto que está saindo de casa, você perceberá que o mais importante de tudo foi o tempo gasto brincando com seu filho.

Momentos lúdicos entre pais e filhos *são* importantes, não apenas para a construção das habilidades e conhecimento da vida pelas crianças, mas também para a construção de relacionamentos entre pais e filhos. Assim, planeje, execute e desfrute de mais momentos de brincadeiras com seus filhos. Eles não serão pequenos para sempre, sabe, e você não se arrependerá do tempo que passou ao seu lado.

Depoimento de Mãe

"Eu estava tentando terminar todos os meus afazeres e limpar minha casa hoje. Enquanto eu tentava passar um pano no piso da cozinha, minha filha parava na minha frente o tempo todo, tornando minha tarefa impossível. Eu tentei explicar que mamãe precisava lavar a cozinha. Tentei distraí-la com um brinquedo e levá-la até outro aposento para brincar, mas ela voltava até onde eu estava. Assim, finalmente eu decidi que o chão sujo não era tão importante e me sentei com ela no chão para ler um livro. Depois de algumas historinhas, ela saiu de perto de mim para brincar, contente e sozinha, e eu consegui terminar minha limpeza. Seu comentário sobre não ficar olhando para o relógio enquanto brincamos com nossos filhos me fez pensar em mim mesma, tentando obstinadamente lavar o piso enquanto minha garotinha, parada na minha frente, tornava isso impossível. Dar-lhe um pouco da atenção que ela precisava *naquele momento*, sem esperar quando fosse conveniente para mim, fez com que ela deixasse de ser um obstáculo para as minhas tarefas domésticas. O mais importante, porém, é que isso a transformou, em minha mente, de um obstáculo para uma pequena pessoa que precisava demais da presença da mãe por alguns instantes."

Sarah, mãe de Axa, 2 anos

Dê a Si Mesmo Mais Crédito pelo que Você Faz Certo e Não Fique Remoendo o que Faz de Errado

Todos cometem erros e a vida nunca é perfeita. Mesmo quando nós *não* usamos nossas habilidades de educação infantil, mesmo quando estamos exaustos demais e mesmo quando não reservamos tempo suficiente para brincadeiras, a vida geralmente é boa o bastante, porque estamos fazendo mais coisas certas do que nos damos conta. Laços familiares podem realmente preencher quaisquer lacunas com um amor que transcende erros. Um coração gentil e um abraço terno podem compensar os momentos menos que perfeitos. E se você tentar ser um bom pai ou boa mãe, as chances de ter sucesso serão enormes.

Pais dedicados leem livros especializados sobre cuidados com os filhos, de modo que eu sei que se você está lendo essas palavras é porque se preocupa realmente em fazer o melhor possível. Eu também sei que quanto mais lemos e mais aprendemos, mais autocríticos nos tornamos. Seria preciso ser um super-humano, um semideus, para colocar em prática cada uma das ideias que aprendemos, a cada momento do dia. O fato de que aprendemos e fazemos o possível para aplicar o que aprendemos é louvável.

Dê o melhor de si, aprenda com seus erros e entenda que está fazendo um trabalho grandioso e importante. Dê a si mesmo um tapinha nas costas e dê o crédito a quem merece. Você está se saindo melhor do que imagina.

> **Depoimento de Mãe**
>
> "Por que nós, mães, nos sentimos compelidas a ser Supermães e, então, nos deprimimos quando não conseguimos?"
>
> **Romi, mãe de Carter, 4 anos; e Brinley, 19 meses**

Permita que seu Coração Fale mais Alto que os Conselhos Insistentes, Insensíveis e Indesejados

No que se refere à educação dos nossos filhos, quase todo mundo tem algo a dizer e a maioria das pessoas defende com fervor as suas ideias. Não apenas isso, mas muitas julgam com severidade o nosso modo de agir. Essas pessoas com frequência sentem-se compelidas a converter outros ao seu modo de pensar.

Tome decisões sobre como você quer criar seus filhos. Leia livros afinados com suas convicções e conviva com outros pais que pensam como você.

Esteja aberto a novas ideias, mas tente passá-las pelo seu crivo moral antes de aplicá-las à sua própria família. Depois que tomar decisões bem pensadas, vá em frente com confiança.

Disponha-se a Romper as Regras

Jogue longe a cautela e siga seu coração com mais frequência. Valorize cada momento com seus filhos, até aqueles imperfeitos. Solte-se um pouco e saiba que você não precisa ser o chefe sério, chato e autoritário a cada momento e a cada dia.

Talvez isso venha da minha experiência (criar quatro filhos), talvez venha de ser uma mãe mais velha (falta muito pouco para chegar aos cinquenta anos), ou talvez venha da confiança de ser vista como especialista em cuidados infantis. Provavelmente é uma combinação de tudo isso, mas aprendi a me descontrair com mais frequência.

Ultimamente, tenho sido corajosa com frequência um pouco maior e me arriscado a quebrar as regras em favor do velho e antiquado vínculo familiar. Tenho levado meus adolescentes a concertos de rock que terminam à meia-noite – em dias de semana, com escola na manhã seguinte. Tenho deixado meu menino de seis anos vir à minha cama no meio da noite (e adoro cada abraço e aconchego). Tenho permitido que os meus filhos peçam pizza quando ninguém está com vontade de cozinhar e comam a sobremesa antes do jantar, para que o sorvete não derreta. Há algo quase decadente sobre desobedecer as regras de propósito. E há algo muito gratificante em fazer isso de qualquer maneira, quando definitivamente é a coisa certa a fazer por sua família naquele momento.

É claro que eu não rompo qualquer regra, e não rompo com muita frequência as mesmas regras. Contudo, quando meu coração diz *sim*, me disponho a ser uma adulta menos cheia de si e mais uma criança irresponsável. E todos se beneficiam com isso.

Se eu Pudesse Criar Meu Filho Novamente
Diana Loomans
Se eu pudesse criar meu filho novamente,

Usaria o dedo mais para pintar do que para intimidar.
Corrigiria menos e me envolveria mais,
Tiraria os olhos dos ponteiros do relógio e observaria mais com meus próprios olhos.
Eu me importaria menos com saber tudo e saberia me importar mais.
Faria mais caminhadas e daria mais risadas.
Abandonaria tanta seriedade e brincaria de verdade.
Correria mais pelos campos e contaria mais estrelas.
Abraçaria mais e proibiria menos.
Seria menos durona e mais mãezona.
Ampliaria a autoestima primeiro e a casa depois.
Ensinaria menos sobre o amor ao poder
E mais sobre o poder do amor.

> Extraído de *100 Ways to Build Self-Steem and Teach Values*.
> Copyright 1994, 2003 por Diana Loomans.
> Reimpresso com permissão de H J Kramer/New World Library,
> Novato, CA: newworldlibrary.com.

Veja o Mundo pelos Olhos do Seu Filho

Crianças são... infantis. Suas ações, pensamentos e palavras originam-se da inocência e de um entendimento egocêntrico do mundo. Se uma criança quer um biscoito, ela pensa apenas no rico sabor do chocolate e no prazer que este lhe trará. Ela não está pensando no efeito do biscoito sobre seu apetite para o almoço ou em sua dieta geral, ou no custo da guloseima para o orçamento da família. Ela nem mesmo pensa se pedir para comer biscoito quinze vezes seguidas irritará a mãe. Simplesmente o quer e ponto final.

Se pudermos evitar uma avaliação da motivação das crianças sob uma perspectiva adulta, mas ver o comportamento pelo que é – uma necessidade infantil inocente e sem disfarces – poderemos escolher melhor como responder a ela. Isso prevenirá lágrimas e raiva de ambas as partes.

Lembre-se de que seu filho é uma criança e tem muito a aprender sobre a vida. Tenha em mente que ele não pretende enlouquecê-la, não está tentando irritá-la e não quer lhe tirar a paciência. Está apenas vivendo no seu pequeno mundo sem preocupações.

A Disciplina Não Precisa Ser Desagradável para Surtir Efeito

Às vezes, nossos filhos nos ensinam mais sobre cuidados infantis que quaisquer documentos e estudos especializados que poderíamos estudar. Um desses momentos ocorreu comigo recentemente. Eu andava por uma rua movimentada com meu filho, Coleton. Como é típico de crianças pequenas, ele estava curioso sobre cada folha e insetinho ao longo do caminho e continuava se arrastando atrás de mim. Com pressa (como os adultos geralmente estão) e preocupada com a possibilidade de Coleton perder-se de mim, gritei com ele para acelerar e parar de se distrair com tudo. Ele me alcançou e, com os olhos cheios de lágrimas, disse: "Na próxima vez em que você estiver zangada comigo, por que simplesmente não me abraça e então me diz o que quer que eu faça?". Assim, nos abraçamos, eu lhe expliquei que ele precisava ficar perto de mim, nos demos as mãos e seguimos em frente.

Não recorra rapidamente à disciplina inclemente ou rígida demais. Experimente primeiro os métodos mais gentis – solicitações carinhosas, apelos educados e, como Coleton recomenda, um abraço.

Saiba que Isso Não é Tão Importante

O que não é tão importante? Bem... *praticamente tudo*.

A maioria das irritações que temos com nossos filhos deve-se a questões pequeninas – choramingos na hora de dormir, reclamação para emprestar o brinquedo ao irmão, cara feia para comer vagem. Durante os primeiros seis ou mais anos da vida de uma criança, eu não consigo realmente pensar em uma única coisa que uma criança possa fazer para suscitar raiva genuína do pai ou mãe. Sim, é claro que nos zangamos com os nossos filhos, já que somos humanos. Contudo, o que estou tentando dizer é que uma criança pequena é incapaz de fazer qualquer coisa que nos afete significativamente – as coisas que fazem para nos irritar não trazem consequências para a vida como um todo. Se, de algum modo, pudéssemos lembrar disso todos os dias, seríamos mais felizes e mais calmos.

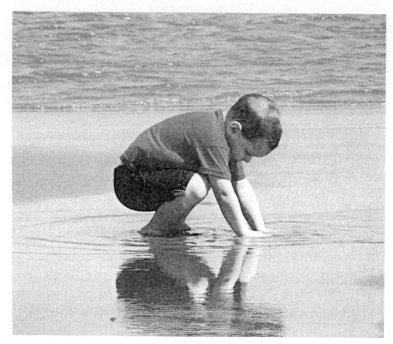
Ethan, 3 anos e meio

Mantenha as suas prioridades claras. A vida será mais tranquila quando você puder se convencer de que uma vagem é apenas uma vagem, e não um ataque aos seus valores, suas habilidades como pai ou mãe ou seus talentos domésticos.

Dê Pouca Atenção a Coisas Pequenas e Mais Atenção a Coisas Grandes

Recordo-me de um professor universitário que nos disse, no primeiro dia de aula: "Se você dedicar a mesma atenção a afiar seu lápis e a escrever a sua tese, o único resultado será um colapso nervoso". Como pai ou mãe, você precisa lidar com milhões de detalhes a cada dia de sua vida. Se você der a tudo a mesma importância de guardar os brinquedos na caixa de brinquedos a escolher a melhor pré-escola, você provavelmente terá um colapso nervoso.

E se você puder realmente dar pouca atenção às pequenas coisas e muita atenção às grandes coisas, não apenas será mais feliz e mais calmo, mas *seus filhos* provavelmente serão mais felizes, mais calmos e mais bem comportados. Por quê? As crianças (e todos os seres humanos) têm uma capacidade limitada. Se seu filho está tentando dominar e responder a uma quantidade interminável de expectativas parentais, quase com certeza algumas ficarão aquém do desejado. Se você dedicar a mesma energia a tudo, então não poderá controlar o que funciona e o que não está indo como esperado. Assim, em resposta às suas expectativas intensas em todas as frentes, seu filho poderá dominar a guarda dos brinquedos na caixa quando tiver terminado de brincar, mas empurrar a irmãzinha e pisar no cachorro, a fim de poder chegar à caixa.

Enquanto você atravessa os dias na companhia do seu filho, saiba que nem tudo pode ser perfeito e seu filho não obedecerá todas as regras. Assim, faça escolhas, deixe as pequenas coisas para depois (ou para nunca mais) e escolha as "coisas grandes" com sabedoria.

Fique Tranquilo: Seu Filho o Ama, Mesmo quando o Odeia (Porque ele Não o Odeia)

Criar nossos filhos exige que atuemos como adultos – que digamos *não* quando eles querem ouvir *sim* ou que digamos *pare*, quando querem ouvir *vá*. Muitas dessas decisões são para o bem dos nossos filhos e algumas são para o nosso próprio bem. Ainda não encontrei uma criança capaz de entender decisões adultas e responder a um comando para parar ou a uma negativa com um alegre "Que legal o que você fez! Excelente decisão como mãe!".

Lembre-se de que as crianças são egocêntricas – elas se preocupam antes de tudo com suas próprias necessidades e desejos. Dizer não impede que tenham o que desejam. Assim, elas se aborrecem. Sua resposta pode ser raiva, birra ou lágrimas, e você pode até achar que elas o odeiam. Contudo, as crianças não estão pensando em *você* – elas estão pensando sobre o que desejam fazer, mas não podem. Você é apenas o portador das más notícias.

Saiba que a infelicidade do seu filho sobre suas decisões e o choro ou raiva ao ser disciplinado são normais e naturais, e não se dirigem diretamente a você. Embora seu filho talvez não lhe agradeça por suas decisões agora (ou jamais), essas decisões são uma parte importante da vida cotidiana e do desenvolvimento do seu filho como um bom ser humano.

> **Para Lembrar**
>
> Seu objetivo mais importante como pai *não* é fazer seu filho feliz a cada minuto do dia — isso seria fácil, já que bastaria oferecer um suprimento interminável de doces e sorvete e dizer *sim* a cada pedido; seu objetivo, de fato, é muito mais difícil: criar um ser humano dos melhores.

Relaxe Porque Quando nos Preparamos para o Pior, Isso Quase Nunca Acontece

Parte das funções de ser pai ou mãe é se preocupar. Com nossos bebês nós nos preocupamos com coisas pequenas, como assaduras, ou com coisas maiores, como a síndrome da morte súbita infantil. Com crianças maiores nós nos preocupamos com joelhos ralados ou atrasos nos marcos do desenvolvimento. À medida que nossos filhos crescem, o mesmo ocorre com nossas preocupações.

A preocupação em si mesma é inútil. Estudos revelam que a maioria das coisas com que nos preocupamos nunca acontece. É melhor estar preparado e munido de conhecimento e, então, em palavras simples, *não pensar tanto sobre isso*. Mande embora a preocupação inútil – é desperdício de uma boa imaginação.

Quando o Pior Acontecer, Você Superará e a Vida Irá em Frente

Coisas ruins realmente acontecem. Não temos controle sobre muitas delas, e algumas resultam de más decisões. De qualquer maneira, quando coisas ruins acontecem, não podemos manipular o tempo e desfazê-las. O que podemos fazer, entretanto, é ajustar a forma como pensamos e o que fazemos e superar até mesmo as situações mais difíceis. Em todos os casos, exceto os mais extremos, nós, como seres humanos, somos flexíveis e adaptáveis.

Quando situações difíceis surgirem, pare e as analise. Converse com outras pessoas. Leia. Faça um plano para manejar a situação. E, depois, execute seu plano.

Viva o Momento

Criar nossos filhos é complicado e demanda tempo. Acrescente a isso as incontáveis outras tarefas que preenchem nossos dias e teremos um malabarismo com bolas demais. Um dos maiores problemas vem não apenas de ter de cuidar das bolas que você tem nas mãos, mas de observar e pensar em todas as outras que ainda estão no ar. Enquanto você olha para elas, aquelas que têm nas mãos sofrem porque nunca recebem atenção completa.

Quer um exemplo prático? Pense nos momentos em que você está sentado no chão, brincando com seu filho. Não viver o momento significa olhar para o relógio, preocupar-se com outras coisas que você precisa fazer ou sentir tédio com as brincadeiras infantis. Viver o momento é escolher ligar-se totalmente no que está fazendo e sentir prazer na companhia do seu filho – mesmo se apenas por dez minutos, observando a boquinha que forma as palavras enquanto ele fala, atentando para as mãos que expressam ideias, desfrutando do entusiasmo de sua imaginação, ouvindo as ideias, absorvendo aquilo em que ele acredita e valorizando a pequena pessoa que ele é.

A beleza adicional de viver o momento é que seu filho sentirá a diferença. Ter uma mãe ou pai distraído ao seu lado no chão, enquanto ele brinca, é muito diferente de ver o pai ou mãe envolvidos e absorvendo a beleza do momento. E é a combinação de muitos momentos como esse que fortalece o relacionamento.

Quanto mais você puder viver o momento como parte de quem você é, mais satisfatória será a sua vida cotidiana.

Disciplina e Controle Emocional

Pare um pouco e pense em como você responde a situações emocionalmente difíceis em sua própria vida.

- Quando você e seu parceiro ou parceira discordam sobre algo, você sempre responde com uma explicação calma e objetiva sobre a sua posição?
- Quando sua sogra oferece um conselho não solicitado, você a agradece alegremente por sua gentil sabedoria (e depois telefona para a sua melhor amiga para desabafar sobre a intromissão)?
- Quando seu filho derrama leite com chocolate no tapete da sala, você assovia tranquilamente enquanto aplica limpador de carpetes?
- Ao eliminar um arquivo errado no computador, queimar o jantar ou ver que o seu cachorro urinou no tapete, você sorri e anuncia em tom animado: "Sem problema! É vida!"?

Embora eu tenha certeza de que às vezes sua resposta a situações emocionais como essas é calma e agradável, suspeito que com demasiada frequência sua reação é de aborrecimento, raiva, impaciência e, talvez, até mesmo um ataque de birra em versão adulta. A experiência humana envolve a confrontação com numerosos desafios, mas nem sempre temos paciência, compreensão ou contenção para responder da melhor maneira possível.

Portanto, aqui está a pergunta mais importante: *Se nós, adultos capazes e maduros, não conseguimos controlar totalmente as nossas emoções, será que é remotamente possível que nossos filhos sejam capazes de tal façanha?*

É possível que esta falta de controle emocional esteja na raiz dos comportamentos negativos dos seus filhos? Será possível que o mau comportamento seja o sintoma, mas o problema real seja a imaturidade?

Veja a lista a seguir dos comportamentos indesejáveis mais comuns na infância e marque se você acha que são causados por falta de controle emocional – incapacidade de manejar emoções fortes como frustração, raiva e impotência.

Comportamento Poderia ser causado por falta de controle emocional?	SIM	NÃO
Resposta grosseira	_____	_____
Morder um coleguinha	_____	_____
Dependência excessiva	_____	_____
Choro	_____	_____
Bater em um dos pais	_____	_____
Impaciência	_____	_____
Interrupções	_____	_____
Chutar um irmão	_____	_____
Gritar e berrar	_____	_____
Ansiedade da separação	_____	_____
Brigas ao ter de compartilhar algo	_____	_____
Teimosia	_____	_____
Provocações	_____	_____
Ataques de birra	_____	_____
Choramingos e insistência	_____	_____

Você está um pouco surpreso porque TODOS os comportamentos infantis indesejáveis mais comuns provavelmente são causados pelo controle emocional imaturo das crianças? Sim, *todos* eles. Cada um deles. Será possível que qualquer criança sobre a face da Terra nasça com entendimento e controle emocional maduros? Não, é claro que não. Mesmo a criança mais esperta, doce e tranquila do mundo não nasce com o equilíbrio e capacidade para controlar totalmente as emoções (e não nos esqueçamos que nem sequer os adultos possuem este dom).

Assim, o que isto significa para você e para a sua visão sobre as ações do seu pequeno? Você agora tem condições de entender o mau comportamento do seu filho de um modo que lhe permite discipliná-lo com gentileza no contexto do verdadeiro significado da palavra: ensinar e orientar.

> **Depoimento de Pai**
>
> "Há um antigo ditado irlandês que eu uso quando uma das minhas meninas começa a incomodar: 'Quando casar sara'. Isso não serve de grande conforto para a criança, é claro, mas ajuda os adultos! Todos esses momentos difíceis passarão e acabarão por caírem no esquecimento. Esta é uma filosofia que coloca o objetivo final em perspectiva. O importante é levá-los com segurança e sanidade até a idade adulta."
>
> **Raymond, pai de Elena, 4 anos; e Eva, 2 anos**

Na próxima vez em que o seu filho se comportar mal com um ataque de fúria infantil, batendo em um amiguinho ou gritando com você – em vez de olhar para ele e pensar "Que peste!", você pode pensar, "Nossa, essa criança tem um sério descontrole emocional". Você poderá recuar, acalmar-se e entender que o mau comportamento não se deve a falta de habilidades de sua parte e nem a um defeito da personalidade do seu filho, mas apenas ao crescimento humano normal.

O Conceito Mais Importante a Lembrar

Seu pequeno não choraminga, reclama e se emburra porque está tentando manipulá-lo. Ele não é "mau" de propósito. Ele não se comporta assim apenas para irritá-lo. Os maus comportamentos do seu filho são resultado direto do fato de que ele não consegue controlar suas emoções. Isto é absolutamente normal, em termos biológicos e psicológicos.

Se você puder manter este fato vital em primeiro plano na sua mente, garanto que os próximos dezoito ou mais anos serão muito mais felizes e imensamente mais tranquilos para você. Assim, você também terá a presença de espírito para ajudar seu filho a aprender como desenvolver o controle emocional apropriado.

Para Lembrar

Uma criança representa emoção em movimento — emoção indomada em movimento constante. Apenas com maturidade e experiência uma criança desenvolve as ferramentas para controlar suas emoções.

As Quatro Partes da Disciplina

A disciplina é uma questão muito complicada e complexa. Queremos desfrutar da companhia dos nossos filhos, não queremos nos estressar com pequenas coisas e desejamos ser indulgentes conosco e com eles. Entretanto, existem muitas coisas que nossos filhos precisam fazer ou deixar de fazer. Muitas tarefas diárias precisam ser executadas, e as crianças nem sempre escutam, nem sempre fazem as coisas que desejamos e têm conhecimento e controle emocional limitados. Em minha opinião, a finalidade e o objetivo da disciplina dividem-se em quatro partes distintas.

1. Corrigir o comportamento imediato
2. Ensinar uma lição
3. Dar instrumentos para a construção da autodisciplina e controle emocional
4. Construir o relacionamento entre pais e filhos

Examinaremos como essas partes se aplicam a algumas situações típicas, para que você comece a entender como essas quatro finalidades colorem quase qualquer situação de disciplina com o seu filho.

Situação: Seu filho está tendo um ataque de birra em uma loja porque você não lhe comprou um brinquedo.

1. **Corrigir o comportamento imediato.** Leve seu filho até um banheiro ou canto mais vazio da loja. Espere até ele se acalmar.
2. **Ensinar uma lição.** Não podemos ter tudo o que queremos. É preciso expressar as emoções de forma apropriada.
3. **Dar instrumentos para a construção da autodisciplina e controle emocional.** Ajude seu filho a fazer uma lista dos brinquedos que deseja, mas não pode ter agora.

4. **Construir o relacionamento.** Demonstre liderança, compreensão e paciência.

Situação: Seus dois filhos estão brigando, na competição por um brinquedo.

1. **Corrigir o comportamento imediato.** Coloque o brinquedo sobre um balcão enquanto os faz parar a briga para prestar atenção em você.
2. **Ensinar uma lição.** Crianças precisam aprender a compartilhar brinquedos e a se revezar.
3. **Dar instrumentos para a construção da autodisciplina e controle emocional.** Ajude-as, ajustando um timer para que cada uma possa ter cinco minutos com o brinquedo. Mostre-lhes que podem fazer isso no futuro sem a sua ajuda.
4. **Construir o relacionamento.** Mostre-lhes como brincar juntos e acertar disputas. Mostrar-lhes que podem procurá-la quando quiserem ajuda para lidar com problemas.

Situação: Seu filho chateou-se com um coleguinha e mordeu o braço dele.

1. **Corrigir o comportamento imediato.** Separe as crianças. Dê atenção e cuide da criança que foi mordida.
2. **Ensinar uma lição.** Agache-se no nível da criança, pouse as mãos em seus ombros, olhe-a diretamente e diga: "Morder machuca. Nós não mordemos. Dê um abraço no seu amiguinho. Talvez ele se sinta melhor assim".
3. **Dar instrumentos para a construção da autodisciplina e controle emocional.** Dê ao seu filho algumas dicas de como lidar com a frustração, na próxima vez. "Se você quer um brinquedo, pode pedir com gentileza ou pode pedir a ajuda da mamãe."
4. **Construir o relacionamento.** Mostre ao seu filho que pode contar com você mesmo quando ele comete erros. Demonstre que estará disponível para ensiná-lo a lidar com emoções fortes.

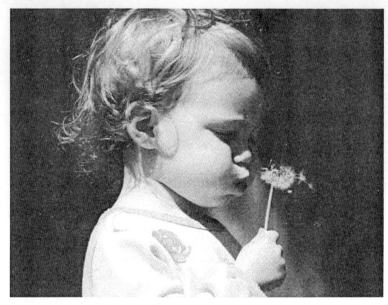

Arianna, 2 anos

Disciplinar é uma Tarefa Repetitiva

Você diz que já tentou fazer com que seu pequeno guarde os brinquedos, mas ele nunca faz isso. Você manda sua filha parar de choramingar o tempo todo, mas a voz aguda continua em seus ouvidos. Você tentou muitas vezes fazer com que seus filhos dividissem os brinquedos *de boa vontade*, mas ainda assim, precisa apartá-los todos os dias. Não importando o que você faça, parece que os mesmos problemas reaparecem todos os dias.

Pense em algo que você faz ou deixa de fazer – mas que você sabe que deveria fazer diferente. Talvez seja exercitar-se ou comer de forma saudável. Talvez seja manter sua escrivaninha organizada ou seu closet limpo. Talvez seja permanecer calmo quando seu voo atrasa ou você fica preso no trânsito. Em todos esses exemplos, é provável que você tenha dificuldade para sempre fazer o que é certo, mesmo quando sabe qual é a coisa certa. Assim, se você, o adulto maduro, ainda não faz tudo como deveria, como pode esperar tal façanha do seu filho pequeno?

Disciplinar significa ensinar – e esta é uma lição que muito raramente poderia ser aprendida em uma simples sessão. Além disso, crianças pequenas não podem transferir facilmente o que aprenderam de uma para outra situação. Assim, até mesmo leves variações criam cenários inteiramente novos – por exemplo, aprender a compartilhar brinquedos com um irmão em casa não é transposto facilmente para compartilhar o equipamento do playground com um amiguinho no parque.

Depoimento de Mãe

"Com demasiada frequência, nos pegamos dizendo: 'Quantas vezes eu já não lhe disse...?' Esquecemos que as crianças *precisam* de ensinamentos repetitivos para aprender.

Sonja, mãe de Ekatarina, 3 anos; e Aleksandar, 1 ano

O que tudo isso significa é que você deve ensinar as mesmas lições, ou lições semelhantes, muitas e muitas e *muitas* vezes, de muitas maneiras diferentes até que, talvez, seu filho domine a ideia e a adote plenamente. Mesmo então, apenas porque uma criança sabe o que é certo, isso não a obriga a fazer sempre a coisa certa (você *sempre* obedece aos limites de velocidade?).

Nossa tarefa, como pais, é ajudar para que os nossos filhos aprendam a discernir entre o certo e o errado e a tomar decisões certas na vida. Ela diz respeito a guiar e orientar as crianças todos os dias, de muitas formas diferentes.

Disciplinar significa ensinar, e assim, isso pode envolver quase que qualquer interação que você tem com o seu filho. Quando pensamos seriamente em nosso papel como pais ou mães, mantemos um olho nos objetivos de longo prazo e usamos habilidades parentais cuidadosamente planejadas, então nossas atitudes parentais estão adequadamente alinhadas. É aí que evitamos confrontações e medos, e nossa tarefa como pais se torna mais gratificante e recompensadora.

Parte 2

Habilidades e Ferramentas dos Pais para a Disciplina sem Choro

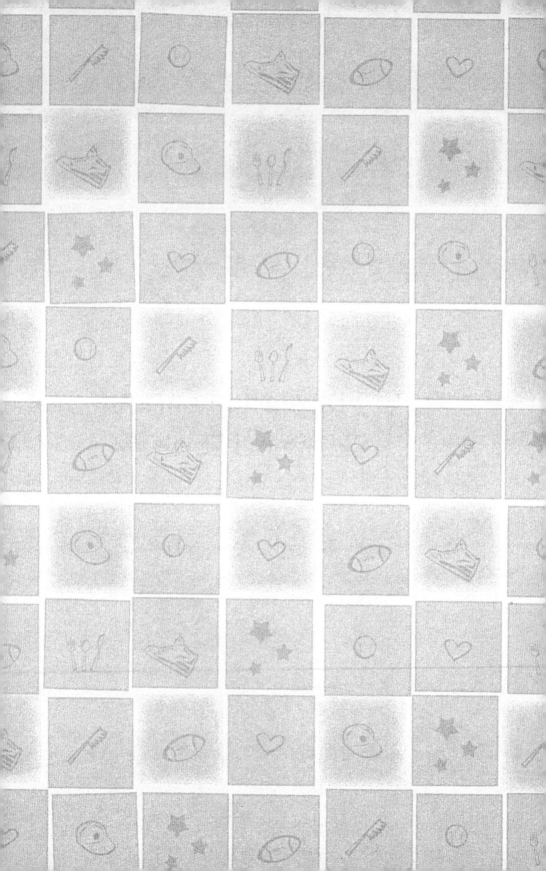

Desafios do Dia a Dia

Crianças representam alegria. Nós as adoramos com cada célula dos nossos seres e nem podemos imaginar como seria o nosso mundo sem elas. Ainda assim, a vida cotidiana com nossos filhos pode ser difícil, frustrante e cansativa. O dia inteiro, todos os dias, precisamos fazer com que nossos pequenos façam muita coisa – ou deixem de fazê-las. Começando com tirá-los da cama pela manhã e terminando com colocá-los na cama à noite (e talvez nem mesmo então), as tarefas dos pais envolvem oferecer muita organização, orientação, direção e correção. Não importando nossas crenças sobre cuidados infantis, nossas teorias sobre crianças ou nossos objetivos de vida, o que faz a nossa vida é a essência da vida cotidiana – as rotinas diárias e nossas ações costumeiras.

Quando temos filhos pequenos em casa, esta vida cotidiana pode ser uma aventura difícil, da hora em que levantamos até a hora de dormir. Mesmo quando tentamos ver o quadro como um todo e tomar decisões baseadas nos nossos objetivos para o futuro, o processo diário de vida parece criar um redemoinho de atividade e emoções, de modo que em qualquer dado momento nossos pensamentos estão completamente concentrados no *agora*. Isto é muito diferente de viver o momento e desfrutá-lo. Em vez disso, frequentemente apenas tentamos chegar ao fim do dia, permanecendo à frente dos muitos problemas e frustrações que surgem. Podemos *desejar* concentrar nossas decisões na criação de alegria, conquista de metas e ver o quadro geral do futuro dos nossos filhos, mas não podemos sequer começar a ver o grande quadro, porque existem demasiados "pequenos quadros" no meio do caminho. Quem teria pensado que tarefas simples, como calçar os sapatos, escovar os dentes ou dar um banho exigiriam tanta preparação, negociação e emoção? E quem teria pensado que criar um pequeno ser humano poderia trazer tantos desafios e frustrações todos os dias?

> **Depoimento de Pai**
>
> "Não pensei por um instante sequer que criar meus filhos seria fácil, mas também não pensei que seria uma montanha-russa emocional como se revelou."
>
> **Alan, pai de Leanne, 3 anos; e Timothy, 5 meses**

Aqui está uma boa notícia: existem abordagens muito específicas que fazem maravilhas para mantê-lo calmo e no controle, ajudá-lo a tomar boas decisões para o futuro e ajudá-lo a incentivar seu filho a cooperar *de boa vontade* com o que você deseja. Usando esses métodos, você terá um dia mais tranquilo e poderá construir um relacionamento estreito e carinhoso com seus filhos, que poderá perdurar por toda a vida. Esses métodos também lhe permitem viver o prazer do momento, já que você não estará imerso no jogo de cintura com todos os problemas envolvidos na sobrevivência diária.

Um efeito colateral especial do uso desses enfoques é que eles prevenirão de fato as birras, brigas e lágrimas que estragam o seu dia. Seu uso diz respeito à *disciplina preventiva*. E quanto mais consistente você for no uso desses enfoques, melhor será o comportamento diário do seu filho. Olhando mais à frente no futuro, seu filho provavelmente adquirirá padrões sólidos de autodisciplina para toda a vida.

> **Para Lembrar**
>
> Você ficaria impressionado com o número de comportamentos negativos que pode realmente prevenir ao melhorar o modo como interage com seu filho.

Tenha em mente que as crianças mudam à medida que crescem. Certas habilidades que funcionam perfeitamente com crianças pequenas muitas vezes são inúteis com pré-escolares e causam apenas um rolar de olhos com crianças mais velhas. Algumas abordagens funcionam o tempo todo com um dos filhos, mas nunca com o irmãozinho. Além disso, os pais são tão diferentes quanto seus filhos, de modo que alguns dos métodos funcionarão perfeitamente para um dos pais e fracassarão miseravelmente para o outro. É preciso experimentar um pouco para descobrir o que funciona melhor para você e sua família. Contudo, depois que você descobrir algumas ideias específicas, terá mais confiança e sua casa será mais tranquila. Você estabelecerá rotinas e padrões que lhe permitirão tomar melhores decisões de curto e longo prazo, durante os próximos dezoito anos ou mais.

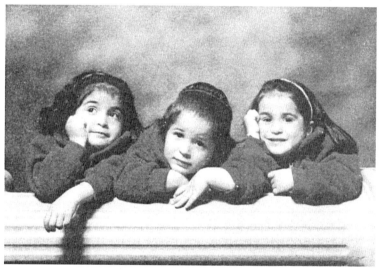

Miriam, 4 anos; Moshe, 3 anos; e Raizel, 4 anos.

Leia as técnicas a seguir e pense sobre os vários métodos de disciplina sem choro descritos. Você verá que não existe um só método que sirva para todas as famílias, porque cada família é diferente e as ferramentas de disciplina nunca devem ser únicas para todos os casos.

A beleza de ter várias opções dentre as quais escolher é que, ao selecionar aquelas que servem melhor para cada par de pai/filho, você pode evitar a frustração e o choro resultantes da tentativa de seguir conselhos de um estranho sobre o que é melhor. Você se conhece e conhece seu filho. Assim, escolha as ideias que mais lhe atraem, experimente-as e avalie os resultados. Pratique-as e as refine ao longo do tempo. No final, você descobrirá seu próprio ritmo confortável e se sentirá mais confiante e capaz. Releia este livro de tempos em tempos para aperfeiçoar suas ações, ajuste-as à medida que seu filho cresce e não se esqueça dos seus objetivos. Este estilo ativo de educação dos seus filhos tornará sua jornada mais prazerosa, além de mantê-lo na trilha certa para conquistar seus objetivos mais amplos para seu filho.

Resolva Primeiro o Problema Real

Com frequência, quando uma criança é teimosa, tem um ataque de birra, briga com um irmão, choraminga, chora ou reluta em obedecer. O problema que desencadeia o comportamento tem pouco a ver com qualquer coisa que exija um ato de disciplina pelo pai ou mãe. Assim como adultos que têm dias ruins, mau humor, dor de cabeça ou algum outro problema pessoal podem descarregar no cônjuge, gritar com um filho ou "chutar o balde", as crianças podem estar enfrentando emoções ou situações que as levam a responder mal. Responder às ações de uma criança com disciplina rígida demais muitas vezes aumenta o mau comportamento. O problema não é abordado e a lição não é aprendida. Em essência, a questão então *não* diz respeito, sempre, a como disciplinar as crianças, mas a como mudar o ambiente para ajudá-la a controlar suas emoções e reações. Mudando o ambiente, você pode ajudar uma criança a acalmar-se, abrindo assim a porta para uma real experiência de aprendizagem.

Nas páginas a seguir, eu apresento alguns dos problemas mais comuns que levam as crianças a agir de forma negativa, assim como algumas soluções que poderão orientá-lo, em suas tentativas de ajudar a criança a lidar com os problemas. Todas essas soluções são processos de disciplina sem choro, preventivos e proativos, e podem também ajudá-lo a prevenir o comportamento negativo.

O Problema: Cansaço

O número de horas que uma criança dorme, assim como a qualidade do seu sono, tem um papel em *tudo*, desde relutância em obedecer, mau humor, birras e hiperatividade, além de afetarem o crescimento físico, a saúde geral e a capacidade para aprender a atar seus calçados e recitar o alfabeto. *Tudo.* Um estudo sobre o sono, realizado na Universidade de Tel Aviv, demonstrou que até mesmo uma hora a menos de tempo apropriado de sono compromete o comportamento de uma criança.

Cochilos perdidos, horário de dormir tardio demais, despertares noturnos ou cedo demais pela manhã podem causar alterações indesejadas no comportamento diurno do seu filho.

Esta questão é ainda mais complicada porque quando as crianças não dormem, pais e mães também não têm um sono tranquilo. Nós simplesmente não funcionamos bem como pais – ou, por falar nisso, como pessoas – quando nosso próprio sono é continuamente perturbado. Nós sentimos cansaço, e nossas respostas ao mau comportamento dos nossos filhos são afetadas adversamente. Em vez de usar habilidades para obter o controle da situação, um pai privado de sono não tem paciência e tenta forçar as mudanças, muitas vezes levando a um descontrole geral de ambas as partes.

Depoimento de Mãe

"Eu noto que o comportamento de Matthew se deteriora quando ele está cansado. Se ele cochila durante apenas uma hora, em vez das duas horas de sempre, eu percebo que se torna enjoadinho e 'grudento'. E se ele não consegue tirar seu cochilo, posso contar que começará a bater e jogar coisas longe. Quando ele não cochila, isso causa um mau comportamento desnecessário e frustração. Assim, agora eu faço o possível para deixá-lo dormir à tarde, mesmo se estamos em viagem, porque isso é o melhor para todos."

Genevieve, mãe de Matthew, 2 anos

Soluções

Faça o possível para resolver quaisquer problemas com o sono – tanto o noturno quanto o cochilo. Se seu filho tem 5 anos ou menos, planeje cochilos diários. É claro que não podemos forçar uma criança a dormir, mas podemos estabelecer uma situação que convide ao relaxamento e incentive o sono. Um bom momento para o cochilo é logo depois do almoço. Crie uma rotina após o almoço, deitando seu filho em um cômodo escuro enquanto põe música ou um livro em áudio para tocar.

Se ele estiver cansado, deverá adormecer facilmente nessas condições, e se não dormir, o horário de repouso ainda oferecerá benefícios.

Se seu filho não dorme bem à noite, faça o que puder para resolver o problema. Algumas dicas rápidas incluem:

- Planeje colocá-lo na cama cedo à noite.
- Diminua a intensidade das lâmpadas e reduza a atividade uma hora antes da hora de dormir.
- Tenha uma rotina agradável e relaxante antes do horário de dormir.
- Faça seu filho ir para a cama no mesmo horário, sete dias por semana.

Se você está enfrentando problemas com o sono do seu pequeno, poderá encontrar algumas respostas em meus livros: *Soluções para Noites Sem Choro* e *Soluções para Noites Sem Choro para Pré-Escolares*.

O Problema: Fome

As crianças não conseguem identificar sempre as sensações de fome, mas esta pode afetar negativamente sua energia, humor, vitalidade e capacidade de concentração e foco. Enquanto os adultos já aprenderam a identificar e a lidar com a fome, as crianças ainda levarão anos para desenvolver esta habilidade, de modo que até mesmo uma leve fome pode perturbar a sua condição geral.

As crianças também podem ser adversamente afetadas por más escolhas alimentares que não abastecem adequadamente seus corpos com nutrientes adequados. Seu filho pode sentir-se atraído por carboidratos, como ocorre com muitas crianças – torradas ou cereal no café da manhã, macarrão no almoço, biscoitos de lanche e batata no jantar. Talvez haja uma triste escassez de proteínas, frutas e vegetais. Uma dieta desequilibrada como esta pode afetar diretamente os humores, saúde, digestão e hábitos de eliminação do seu filho.

As crianças podem sentir desconforto, incômodo e falta de energia, sem compreenderem que um lanche ou refeição saudável as ajudaria a sentir-se muito melhor.

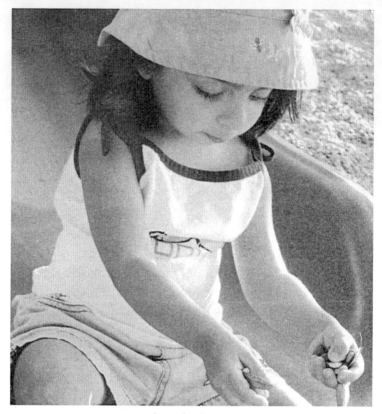

Aanyah, 2 anos

Soluções

É melhor oferecer ao seu filho um café da manhã (logo depois que ele despertar, pela manhã), almoço e jantar, mais dois ou três lanches saudáveis (entre as refeições) todos os dias. As crianças não precisam de grandes refeições, mas precisam de nutrição frequente para a estabilização do seu comportamento.

Além das refeições e lanches regulares, examine os tipos de alimentos que você oferece a ele. A dieta do seu pequeno é saudável e balanceada? Ela contém opções de todos os grupos alimentares? A composição da refeição do seu filho determinará como a alimentação afetará o comportamento e por quanto tempo. Refeições equilibradas, contendo escolhas saudáveis de diversos grupos alimentares, terão um impacto muito mais positivo que um lanche consistindo apenas de um tipo de alimento. Quando esse alimento é uma escolha não nutritiva, como batatas fritas ou biscoitos, o impacto sobre o humor do seu filho será apenas marginalmente melhor do que a fome que ele sacia. Uma refeição ou lanche nutritivo pode reabastecer as energias do seu filho e melhorar o comportamento.

Crianças com alergia ou sensibilidade alimentar não diagnosticada podem ter problemas alimentares relacionados. Sinais de uma alergia alimentar podem aparecer logo depois que a criança consome o alimento, ou várias horas depois. Os sinais mais comuns são diarreia, vômito, dor abdominal, respiração ofegante, tosse, erupções cutâneas, gases, inquietação e dificuldade para dormir. Seu filho pode ter apenas um ou dois desses sintomas. Se você suspeitar de uma alergia alimentar, converse com um médico.

Depoimento de Pai

"Sempre fico surpreso ao ver como o estilo de vida de alguns pais se tornou tão agitado que eles nem percebem os sinais que os filhos lhes enviam. Isso geralmente termina em frustração para os pais e para os filhos, quando a questão poderia ter sido facilmente evitada."

Ole, pai de Lucas, 3 anos

Melhorar a dieta do seu filho é uma ideia simples que traz grandes recompensas. Esforce-se para oferecer muitas porções pequenas de alimentos saudáveis variados a cada dia, para prevenir problemas comportamentais ligados à fome.

O Problema: Frustração

As mentes das crianças muitas vezes estão um passo à frente das suas capacidades físicas. Elas querem atar os sapatos e podem pensar que sabem fazê-lo, mas quando pegam os cadarços, eles simplesmente se recusam a ser amarrados! Em sua frustração – e pelo desejo de terem sucesso –, elas com frequência desanimam e se irritam. Elas desejam desesperadamente fazer algo e, como dita a natureza, continuam tentando mesmo quando fracassam repetidamente – o que muitas vezes as fazem parecer irracionais e teimosas.

Embora os pais desejem que seus filhos aprendam a ser independentes, nem sempre há tempo para o processo de aprendizagem, e eles nem sempre identificam isto como a causa da teimosia, de modo que a impaciência faz com que seus filhos continuem se enterrando na teimosia e frustração. Isto, naturalmente, causa ainda mais chateação, dando continuidade ao ciclo de emoções negativas.

Depoimento de Mãe

"Minha filha se tornou muito independente subitamente. Ela decidiu que já era hora de aprender a se vestir sozinha. Minha garotinha normalmente calma e de temperamento tranquilo agora gritava, gemia, grunhia e, às vezes, chorava em seu quarto. E isso não ocorria apenas de manhã — ah, não. Tínhamos de passar por cinco ou seis trocas de roupa por dia. Inicialmente, fiquei aborrecida com suas tentativas frustradas, mas ela não aceitava ajuda. Eu determinei que o modo mais fácil de lidar com o problema era dar-lhe bastante tempo para trocar de roupa várias vezes por dia. Eu abandonei a necessidade de controlar suas roupinhas graciosas e cabelos perfeitos e apenas deixei que ela usasse o que bem entendesse. Dentro e fora de casa, por toda a casa e em toda a vizinhança, ela exibia orgulhosamente seu novo e original estilo. Duas semanas depois, tive de admitir que minha disposição para lhe dar espaço e tempo e abandonar meus próprios interesses compensou. Agora, ela troca de roupas apenas duas vezes por dia e leva menos de cinco minutos em cada troca! Isso prova que a prática leva à perfeição, mesmo se mamãe precisa suportar alguma frustração ao estilo de uma menininha que mal saiu das fraldas!"

Sarah, mãe de Gracie, 3 anos; e Sam, 1 ano

Soluções

Entenda que seu filho tem um impulso biológico para dominar seu mundo, mas com frequência é incapaz de conquistar as coisas que se propõe a fazer.

Em algumas ocasiões é possível dar aos nossos filhos tempo suficiente para praticarem uma nova habilidade. Em outros momentos, quando estamos com pressa ou quando nossos filhos estão claramente frustrados, não há regra contra ajudá-lo a dominar qualquer tarefa.

Sim, todos desejam ensinar os filhos a ser independentes, mas não precisamos fazer isso em apenas um dia. Às vezes, é melhor assumir e deixar a prática para depois, durante um momento mais calmo. Quando você realmente tiver tempo, alguns minutos de orientação e conselhos poderão fazer muito em termos de ajudar para que seu filho aprenda a dominar uma tarefa. Talvez você também possa buscar oportunidades para ajudá-lo a praticar suas muitas habilidades novas sob circunstâncias sem tanta pressão de tempo.

Depoimento de Mãe

"Eu sempre preciso lembrar ao meu filho de que não há problema em deixar que mamãe o ajude. Ele quer tanto fazer as coisas sozinho que, embora tenha dificuldade, recusa ajuda. Eu acho que ele consegue relaxar um pouco se lhe digo que não há problema em aceitar ajuda."

Stacey, mãe de Tasneem, 7 anos; Umar, 5 anos; Yusuf, 2 anos; e Zayd, 1 ano

O Problema: Tédio

Crianças são incrivelmente curiosas e estão em busca constante por conhecimento. Esta é uma necessidade biológica tão poderosa quanto a fome ou a sede. A tarefa de uma criança é aprender novas coisas, e quando não oferecemos estímulo apropriado, elas encontram por si mesmas ou preenchem o vazio com uma ruptura emocional. Por exemplo, se você arrasta o seu pequeno pela cidade por horas a fio enquanto executa incontáveis tarefas mundanas, provavelmente se arrisca a um ataque de fúria infantil e teimosia. Se você o colocar no mesmo quarto e lhe der os mesmos brinquedos dia após dia para ocupá-lo, o tédio com o ambiente sempre igual com frequência o levará a buscar estímulos e a fazer experimentações vistas como mau comportamento.

Soluções

Sacie a sede do seu pequeno por aprender algo novo – não importando onde você esteja. Quando estiver em um carro ou outro modo de transporte, leve junto uma sacola com brinquedos, livros e lanche. Aponte coisas interessantes aonde quer que vá. Pratique jogos com palavras. "Estou vendo algo vermelho. O que será?", "Quantas coisas você consegue encontrar que começam com a letra B?", "Que palavra rima com *gato?*", "Você consegue contar quantas pessoas estão na fila?"

Um excelente modo de espantar o tédio é envolver seu filho no que você estiver fazendo. Até mesmo uma criança muito pequena pode pegar três maçãs no supermercado, quebrar vagens em duas metades durante a preparação do jantar e buscar uma fralda enquanto você troca o bebê. Crianças que se envolvem ativamente tendem a se sentir mais felizes e a perturbar menos do que aquelas que não têm um objetivo e bocejam de tédio.

Reveze os brinquedos que coloca à disposição do seu pequeno na hora da brincadeira – separe-os em três caixas e retire apenas um terço de cada vez na área reservada para brincadeiras. Em intervalos de dias, ou uma vez por semana, reveze as caixas para ter sempre uma novidade. Adicione novas coisas com frequência. Evite brinquedos que não exigem criatividade e que têm uma finalidade limitada. Em vez disso, procure brinquedos com longo valor para brincadeiras e que possam ser usados de várias maneiras, como blocos de construção, animais de brinquedo e miniaturas de coisas da vida real (jogos de chá e ferramentas, por exemplo).

Muitas vezes, uma rotina diária envolve fazer com que a criança brinque exatamente no mesmo lugar, dia após dia – com frequência, em um cantinho de brinquedos. Eu prefiro encorajar os pais a montar vários pequenos centros de brinquedos pela casa, uma vez que um novo ambiente proporciona mudanças interessantes e mantém uma criança satisfeita e envolvida por muito mais tempo.

Aqui está mais um ponto para manter em mente: embora você deva oferecer ao seu filho as ferramentas para mantê-lo ocupado e interessado, não tente dirigir demais as atividades dele. Dê-lhe brinquedos e orientação, mas não se sinta como se tivesse de orquestrar cada atividade. Além disso, não se coloque como a companheira permanente de brincadeiras. Incentive a capacidade do seu filho para brincadeiras independentes.

O Problema: Estímulos Excessivos

Certos tipos de situações são terrenos férteis para o comportamento infantil desgovernado. Quando uma criança ou um grupo de crianças estão em uma situação intensa, ruidosa e ativa, as chances são grandes de o comportamento também se tornar intenso, ruidoso e ativo. Situações típicas envolvem festas de aniversário, encontros familiares, playgrounds, bailes de carnaval e shopping centers. As crianças assimilam todas as visões, sons e movimento à sua volta e parece que não conseguem filtrar o que importa, no meio de tudo isso, absorvendo tudo de uma só vez e exteriorizando isso em suas ações. Desejando assimilar tudo e fazer tudo o que possa ser feito, elas se tornam um reflexo da movimentação que as cerca.

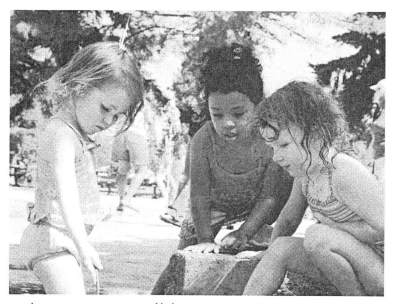

Arianna, 2 anos e meio; Kailee, 4 anos; e Ellianna, 2 anos e meio

Soluções

Primeiro, prepare-se com antecedência. Seu filho não deve chegar cansado ou faminto. Tente planejar os horários para que não interfiram com horários habituais de cochilos ou refeições. Se o passeio deverá durar mais que uma hora, planeje comprar lanches ou levar junto algum alimento saudável, como pretzels e queijo ou mix de granola, mais alguma coisa para beber.

Lembre-se de que embora o dia possa ser muito agitado, provavelmente existirão hiatos na atividade como esperar em uma fila, ir de carro até o local ou esperar à mesa aguardando que a comida seja servida. Leve alguns brinquedos pequenos, atividades e livros para preencher qualquer tempo ocioso.

Uma lição verbal de preparação pode ser útil. Conte uma história ao seu filho antes de saírem de casa que explique exatamente o que ele deve esperar – aonde estão indo e o que farão. É ótimo fazer isso no carro ou no ônibus, a caminho do seu destino.

Ao perceber que o seu pequeno está se tornando agitado, tente afastar-se para um lugar tranquilo por alguns minutos, Como um banheiro, ou dê uma caminhada na rua. Um abraço gentil ou um aconchego em geral acalma uma criança. Deixe que seu filho relaxe e se recomponha antes de voltar à atividade. Lembre-se de atentar também para sinais de cansaço, fome ou frustração.

O Problema: Medo

Às vezes, uma criança sente medo de algo, mas não consegue comunicar a sensação. Em outros momentos, ela pode achar que seus temores são inapropriados, de modo que não devem ser confessados. Em vez de dizer que sente medo, a criança pode choramingar, mostrar-se hesitante ou brigar com você, dando a impressão de que está apenas sendo mal-educada. Situações típicas para este tipo de medo são a hora de dormir, ser separado dos pais, visitas a lugares desconhecidos ou conhecer novas pessoas.

O medo também pode estar presente enquanto uma criança se ajusta a grandes mudanças na família, como o nascimento ou adoção de um irmãozinho, divórcio ou casamento dos pais ou mudança para uma nova casa. Nesses momentos, os pais talvez não estejam muito disponíveis em termos emocionais, devido às suas próprias preocupações ou ajustes, o que deixa a criança sozinha para enfrentar suas emoções não identificadas.

Soluções

Examine as ações e ambiente do seu filho para determinar se o medo pode ser a causa do comportamento. Se você acha que este é o caso, comece fazendo perguntas casuais para descobrir se você identificou corretamente o problema. Evite questões que convidem a uma resposta de sim ou não e, em vez disso, faça perguntas de final aberto, que levam a uma discussão mais profunda. Se seu filho não responder às questões diretas, use fantoches, bichinhos de pelúcia ou outros brinquedos para encenarem a situação em forma de brincadeira. Depois, preste muita atenção ao que o personagem do seu filho faz ou diz.

Após identificar o medo do seu filho, veja se consegue encontrar maneiras de ajudá-lo a superar o temor. Isto pode envolver conversas ou ações – como instalar uma lâmpada noturna ou comprar uma lanterna para superar o medo do escuro. Ou, ainda, pode significar a necessidade de abordar uma nova situação com mais cautela e lentidão, como visitar uma nova casa e novo bairro algumas vezes, antes da mudança da família. Você também pode ler livros para mostrar como outras crianças se adaptam, em situações semelhantes.

O Problema: Sensação de Impotência

As crianças têm pouco poder de opinar ou controlar suas vidas. Pais e outros lhes dizem o que e quando fazer tudo. Embora com frequência este seja o modo mais aceito de agir, existem momentos em que uma criança tem forte opinião sobre algo, mas é orientada para fazer o oposto. Um exemplo típico é quando a criança está se divertindo muito em um playground ou com um amigo e lhe dizem que é hora de parar e ir para casa. Em outras ocasiões, impomos uma tarefa desagradável a uma criança que não entende por que insistimos tanto para que façam algo – por exemplo, escovar os dentes, tomar banho, compartilhar brinquedos e comer vegetais verdes.

Soluções

Há várias maneiras de ajudar a aliviar a sensação de impotência que muitas vezes gera o comportamento infantil indesejado. A primeira é simplesmente reconhecer as emoções da criança. "Eu sei que você está se divertindo e não quer ir para casa." Você pode acompanhar tal declaração com fatos. "Precisamos ir, para não perdermos o ônibus." Às vezes, as crianças se sentem melhor por simplesmente saberem que alguém realmente entende seus sentimentos.

Também pode ser útil dar um aviso claro sobre o que virá, de modo que a criança possa se preparar e não ser pega desprevenida. "Precisamos ir embora em dez minutos." Ou, ainda, dê a uma criança mais nova uma medida de tempo que ela possa entender. "Temos tempo para mais duas vezes no escorregador." Depois de dez minutos, ou de duas idas mais ao escorregador, é hora de ir embora. Se você de repente iniciar uma conversa com outra mãe ou se distrair lendo um livro, seu filho aprenderá rapidamente que os avisos não significam nada – assim, tente seguir seu plano.

Outro modo de dar mais controle a uma criança sobre seu destino é pela oferta de uma opção. Ela pode levar aonde você quer ir, mas com uma opção durante o caminho. "Você quer caminhar até o ponto de ônibus ou apostar corrida?"

Aproveite os momentos em que pode permitir que a criança opine sobre algumas áreas de sua vida. Tal opinião pode criar um investimento por parte do seu filho e impedir que ele veja algo como uma surpresa desagradável. Por exemplo, você pode pedir sua opinião quando estiver criando o cardápio da semana, levá-lo junto quando for comprar roupas ou convidá-lo para que a ajude a planejar alguns afazeres na rua. Até mesmo um pequeno envolvimento pode fazê-lo sentir-se importante e contente com as escolhas.

O Problema: Confusão

O volume de coisas que seu filho já aprendeu durante sua vidinha pode dar um nó em sua mente. Seu filho aprendeu a falar e a entender todo um idioma, incluindo nomes de coisas, sensações e conceitos. Ele já imaginou o lugar que ocupa no mundo e como interagir com outras pessoas nas mais variadas situações. A lista de coisas aprendidas é longa, de fato, mas está longe de estar completa. Ainda há uma vida inteira de novas coisas e conceitos para aprender. Uma dessas coisas é o entendimento de como seu conhecimento ainda é realmente incompleto. Tudo o que seu pequeno faz se baseia nesse entendimento limitado do mundo e na falta de percepção sobre seus limites. Esta base limitada de informações é o que o seu filho usa para funcionar todos os dias. Ele aplica o que conhece a uma situação para tomar decisões e, com frequência, não tem informações suficientes disponíveis para entender realmente o que está acontecendo. Como exemplo simples, ele pode ser muito habilidoso ao andar de triciclo, mas nem mesmo o mais habilidoso dos "triciclistas" consegue sair sozinho já na primeira vez em que pega uma bicicleta.

Soluções

Seu filho está neste planeta há poucos anos e pode ser útil lembrar disso durante os momentos em que ele sente raiva ou se mostra totalmente desorganizado. Ele está aprendendo mais a cada dia e recorre a você para obter grande parte dessas informações. Seja paciente e compreensivo.

Como você já viu, existem muitas questões subjacentes que podem causar problemas comportamentais. Aqui estão mais algumas para adicionar à lista:

- Desapontamento
- Embaraço
- Excitação
- Esquecimento
- Impaciência
- Ciúme
- Dor
- Tristeza
- Vergonha
- Timidez
- Estresse

Pode ser útil examinar as emoções primárias do seu filho e tentar abordá-las quando o mau comportamento aparecer. Isso pode ajudá-lo a encontrar as respostas mais eficientes para a correção do comportamento infantil. Você não lidará de forma ineficaz com um sintoma (o comportamento); ao contrário, você abordará o problema na sua própria raiz (a emoção subjacente).

Obviamente, existem momentos em que você simplesmente não pode desencavar o problema subjacente, embora exista um. Uma criança pode não ter palavras para expressar suas emoções, e você pode não ser capaz de imaginar o que se passa dentro daquela cabecinha. Nesses momentos, um abraço e um pouquinho de amor incondicional e compreensão podem ser úteis.

Depoimento de Mãe

"Essa ideia de *resolver o problema real* me devolveu um senso de controle e intuição que desenvolvi durante o primeiro ano com meu bebê, usando técnicas de formação do apego. Em vez de pensar de forma egoísta *Por que ela está fazendo isso comigo?* ou me sentir mal quando outros pensam que ela é mimada ou manipuladora, tento descobrir o problema real e atento para ele, antes que chegue ao 'estágio crítico'. Quando tenho sucesso, sinto-me capacitada para apontar para meus críticos que há uma razão para o comportamento e é sensacional poder validar que eu realmente 'conheço' minha filha. Isso tem a ver com abordar a disciplina com um estado de espírito totalmente diferente, que exige um esforço para manter a questão conscientemente em minha mente, antes que eu reaja. Isso eleva minhas habilidades como mãe a um nível totalmente novo."

Sonja, mãe de Ekatarina, 3 anos; e Aleksandar, 1 ano

Disciplina e Cooperação
Escolha sua Aventura

Convencer uma criança pequena a cooperar é um pouco como sair em uma aventura de férias. Você pode comprar as passagens e estabelecer um plano, mas nunca sabe o que acontecerá depois disso. Talvez você termine com uma experiência maravilhosa, ou talvez não consiga realizar tudo o que esperava. Talvez você até entre no ônibus errado e faça uma viagem completamente diferente daquela que havia planejado!

Cada pai ou mãe tem certa maneira de fazer com que o filho coopere, um "saquinho de truques", por assim dizer. Alguns pais têm um ou dois itens – seu saquinho é pequeno como o de um sanduíche para viagem. Se usam a única ferramenta que têm – tempo de afastamento para pensar, por exemplo – e isso não traz resultados, eles podem se sentir frustrados e zangados, porque foram pegos segurando um saco vazio e parados impotentes na frente de uma criança que chora.

Por outro lado, pais receptivos e que se dispõem a aprender e usar uma variedade de métodos têm um grande saco cheio de opções diferentes. Eles podem vasculhar o conteúdo e usar qualquer técnica que pareça apropriada a qualquer determinada situação. Se uma não funciona, eles precisam simplesmente escolher outra dentre as muitas à disposição – e continuar fazendo isso, até que a abordagem certa traga os resultados desejados. A vantagem adicional desse saco de opções é que estamos menos propensos a ceder à raiva ou frustração e a recorrer a reações espontâneas e ineficazes, que trazem o choro ensurdecedor que estamos tentando evitar.

Uma vez que seres humanos – adultos e crianças – são criaturas complicadas, não existe uma técnica única, que funcione em todas as situações, com todas as pessoas. Portanto, é melhor ter aquele grande saco de "truques dos pais", ao qual você possa recorrer quando precisar de uma solução. Minha intenção, neste capítulo, é enchê-lo de novas ideias.

Talvez seja útil ler as próximas páginas com uma caneta à mão e anotar as ideias que lhe parecem mais práticas. Experimente-as com seu filho e mantenha aquelas que gerarem bons resultados. Tenha em mente que talvez seja preciso fazer várias tentativas antes de você adaptar uma habilidade à sua personalidade e também à do seu filho. Além disso, à medida que seu filho cresce e muda, sua coleção de ferramentas também precisará mudar.

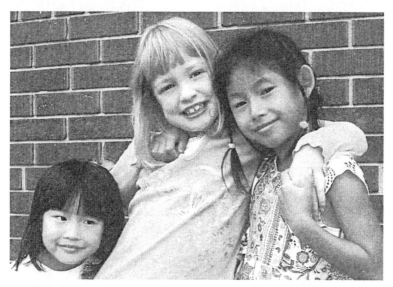

Isabella, 3 anos e meio; Margaret, 6 anos; e Madeline, 7 anos

O Mesmo Ontem, Hoje e Amanhã: Consistência

Muitos pais me contam sobre sua surpresa ao ver como seus filhos cooperam na creche, guardando brinquedos, quando a mesma criança não guarda nada quando está em casa. Muitos pais se sentem surpresos quando veem o filho sentado tranquilamente na hora de contar histórias na pré-escola, quando em casa não conseguem ficar parados por dois minutos. Alguns pais ficam chocados com o respeito e educação demonstrados por suas crianças na escola, mas não em casa.

Na verdade, não há nenhum mistério aqui. A maioria das creches e pré-escolas tem grandes grupos e crianças, o que exige rotinas e disciplina extremamente consistentes para que tudo funcione bem. Na primeira vez em que as crianças quebram as regras, elas são imediatamente corrigidas e lembradas sobre a norma. As crianças também veem todos os outros funcionando de acordo com as diretrizes consistentes do grupo. Tal consistência com frequência está ausente em casa, e as crianças descobrem isso rapidamente. Sem respostas consistentes ao comportamento, elas aprendem que podem fazer o que quiserem, já que há boas chances de ninguém impedi-las.

Pense sobre as questões importantes de disciplina em sua família – Quais são essas questões? Reclamações? Respostas mal-educadas? Birra? Provocações? Então decida sobre como esses problemas serão manejados. Examine os momentos do dia em que geralmente os problemas aparecem. Na hora do jantar? Na hora do banho? Para dormir? Estabeleça um plano para esses períodos e, então, tente aderir a ele tanto quanto possível.

Nenhum pai ou mãe consegue ser consistente 100% do tempo, mas quanto mais você puder tomar decisões específicas sobre disciplina e colocá-las em ação regularmente, mais fácil será a vida para você e também para seus filhos.

O Poder de Oferecer Opções

Oferecer opções é uma ferramenta eficaz, que pode ser usada com crianças de todas as idades. Você pode oferecer opções com base na idade da criança e em sua intenção. Uma criança de um a três anos pode lidar com duas opções, enquanto uma criança que já na escola pode lidar com três ou quatro. Apenas ofereça uma opção se a escolha agradar a criança e também a você.

Aqui estão alguns exemplos de opções:

Você quer usar as calças azuis ou a saia roxa?
O que você quer fazer primeiro, escovar os dentes ou vestir os pijamas?
Quer correr até a porta ou saltar como um canguru?
Você quer olhar TV mais dez minutos ou quer que eu lhe conte historinhas dez minutos a mais?

Um problema típico de oferecer opções é que uma criança pode dar sua própria sugestão. Por exemplo: "Taylor, você quer vestir o pijama ou escovar os dentes antes?" A isso, o pequeno Taylor responde: "Eu quero assistir TV". O que você faz? Apenas sorri docemente e responde: "Essa não é uma opção. O que você prefere, escovar os dentes ou vestir o pijama primeiro?".

Se o seu filho ainda se mostrar relutante para escolher dentre as opções oferecidas, pergunte simplesmente: "Você vai escolher, ou quer que eu escolha em seu lugar?". Se uma resposta apropriada não vem, você pode dizer: "Acho que você quer que eu escolha por você". Então, *vá em frente e escolha*. Opte por algo e ajude seu filho – guiando-o ou o levando no colo – para que ele possa cooperar. Neste caso, desligue a TV e o leve até o banheiro, estendendo-lhe a escova de dente.

Brincando para Vencer: Jogos de Cooperação

As crianças veem a vida como um grande jogo – então, por que não tirar vantagem disso? Praticamente qualquer tarefa pode ser transformada em um jogo, com muito pouco esforço. Alguns jogos podem servir apenas a determinada situação, mas outros podem se tornar parte da sua rotina regular. Observe essas situações – primeiro, o enfoque tradicional do pai sério (o que frequentemente leva a reclamações e brigas) e, depois, o enfoque do "jogo". Imagine a resposta do seu filho aos dois modos de interagir.

Sério: "Pegue seus brinquedos e os guarde na caixa."
Jogo: "Aposto que consigo pegar todos os carrinhos azuis antes de você recolher os vermelhos!"

Sério: "Vista seu pijama, neste momento!"
Jogo: "Vou ajustar o *timer* para dez minutos. Imagino se você consegue andar mais rápido que o relógio e vestir o pijama antes de soar o alarme!"

Sério: "Coma seus vegetais. Eles são bons para a saúde."
Jogo: "Na última vez em que meu prato estava cheio de vegetais, sempre que eu me virava, um coelhinho vinha e comia um pouco quando eu não estava olhando. Eu mal podia acreditar naquilo! Imagino se isso poderia acontecer novamente." (O pai ou mãe faz uma grande encenação, virando-se para que o "coelhinho" possa lhe roubar a comida.)

> **Depoimento de Mãe**
>
> "Uma das nossas técnicas favoritas é o jogo de "Não permitimos sorrisos nesta casa". Quando uma das nossas meninas está muito emburrada, geralmente conseguimos extrair dela um humor melhor, quando lhe dizemos: 'Não importando o que você faça, não sorria'. Noventa e nove por cento das vezes isso arranca um sorriso e nossos filhos entram em um humor mais positivo – funciona muito melhor que dar um sermão sobre cara franzida!"
>
> **Jan, mãe de Madeline, 7 anos; e Bella, 3 anos**

Sério: "Beba seu leite."
Jogo: "Não beba esse leite! Se você o beber, ficará muito forte e então não poderei vencer quando brincarmos de luta-livre! Pare! Não beba o leite!"

Sério: "Venha! Ande mais rápido. Precisamos chegar logo em casa."
Jogo: "Olhe para mim. Eu sou um pônei! E sou tão rápido que aposto que você não consegue me alcançar!"

Sério: "Você precisa ir ao banheiro. Largue esse brinquedo e vá ao banheiro agora."
Jogo: "Aí vem o trem do peniquinho. Chu-chu-chu... Todos a bordo até a estação do penico!"

É claro que não precisamos encher cada solicitação com diversão e brincadeiras – nem devemos. Entretanto, esta técnica é um modo prático e leve de enfrentar alguns dos percalços do dia.

A Voz das Coisas: A Impressionante Técnica Infalível

Crianças de um a três anos e pré-escolares exigem de nós muito jogo de cintura para conquistarmos sua cooperação. Essas crianças ainda não chegaram a uma idade em que podem ver e entender o quadro como um todo, de modo que uma simples explicação do que desejamos nem sempre funciona. Em *The Funny Side of Parenthood* ("O Lado Engraçado de Ser Pai"), há uma citação de Robert Scotellaro, que disse: "Usar a lógica com uma criança de dois anos é quase tão produtivo quanto trocar de assento com alguém no Titanic". (ele devia ter um filho com dois anos na época em que disse isso).

Você consegue contornar esse estado frustrante de coisas ao mudar a forma como aborda as situações. Observe as duas situações abaixo. Primeiro, eu apresento o modo típico ("Titanic"):

Pai: Ryan! É hora de trocar sua fralda!

Ryan: Não! – e dispara correndo para longe do pai.

Pai: Venha cá, querido. É hora de irmos embora. Preciso trocá-lo.

Ryan: (dá risada e se esconde atrás do sofá)

Pai: Ryan, isso não é engraçado. Está ficando tarde. Venha cá.

Ryan: (não ouviu uma palavra; senta-se para montar um quebra-cabeça.)

Pai: Venha cá! (Levanta-se e se aproxima do menino)

Ryan: (ri e sai correndo)

Pai: (Pega o filho) Agora, deite-se aqui. Pare de se contorcer! Fique quieto. Pare com isso! (enquanto o pai se vira para pegar uma fralda nova, o menininho nu sai correndo).

Tenho certeza de que você já passou por isso. Esse cabo de guerra pode ser muito cansativo para os pais enfrentarem dia após dia. Eu descobri um modo muito melhor de ganhar a alegre cooperação de uma criança pequena:

Pai: (Pega uma fralda e a segura como um fantoche, fazendo-a falar em uma voz tola e aguda) Oi, Ryan! Sou Mafalda, a Fralda! Quer vir brincar comigo?

Ryan: (Corre até a fralda-fantoche) Oi, Mafalda!

Pai, falando pela Fralda: Você é um menino muito bonzinho. Quer me dar um beijo?

Ryan: Sim (Dá um beijo na fralda).

Pai, falando pela Fralda: E que tal um grande abraço?

Ryan: (Ri e abraça a fralda)

Pai, falando pela Fralda: Deite-se aqui perto de mim. Bem aqui. Assim mesmo. Será que posso abraçar você também? Ah, sim? Que bom! (a fralda conversa com Ryan, enquanto ele está sendo trocado).

Pai, falando como a Fralda: Ah, Ryan! Escute, seus sapatos estão lhe chamado. Ryan! Ryan!

O mais surpreendente nesta abordagem é que funciona várias vezes. Talvez você esteja pensando: "*Ah, ele não vai cair nessa de novo, vai?*", mas ele cai! Provavelmente os efeitos secundários mais agradáveis desse método é que pai/mãe e filho estão de bom humor e se divertem juntos.

Depoimento de Mãe

"Estávamos em férias e nosso filho, Daniel, estava perturbando e não nos dava atenção. Eu havia levado comigo algumas anotações sobre seu livro e as lia para ver se poderia encontrar algo que me ajudasse com ele. Quando cheguei à seção sobre a fralda falante, pensei, '*ah, de jeito nenhum*', mas decidi tentar, de qualquer maneira. Usei minha mão como fantoche. Bem, tive de admitir que eu estava errada, porque ele não apenas ouviu, mas acreditou absoluta e completamente que minha mão era outra pessoa! Eu agora a uso com minha filha, e ela também fica hipnotizada pela "Dona Mão". Ela pergunta especificamente pela "Dona Mão" e sempre escuta o que *ela* lhe pede para fazer. Eu contei a todos os meus amigos sobre isso, mas acho que alguns consideram a técnica boba demais e não pensam em experimentá-la. Quem, eu? Tudo o que funciona, é comigo mesmo. E ISTO funciona, com toda certeza!"

Ezia, mãe de Daniel, 4 anos; e Sedona, 2 anos

Quando temos crianças pequenas em casa, esta técnica pode servir para salvar o dia. Eu me lembro de um dia em que meu filho estava com quase três anos. Estávamos em uma longa fila no supermercado e ele começou a ficar inquieto. Eu comecei a fazer minha mão falar com ele. Minha mão estava fazendo perguntas sobre o que estava no carrinho. De repente, ele segurou minha mão entre as suas, ergueu a cabeça para me olhar e disse: "Mãe, eu adoro quando você finge que sua mão está falando".

Foi delicioso ver como uma situação potencialmente negativa pode se transformar em uma experiência divertida, mudando o foco da criança para a diversão e fantasia. Esta é uma habilidade particularmente popular com os pais, porque depois de dominada ela pode ser usada em virtualmente qualquer situação para trazer resultados agradáveis.

Depoimento de Mãe

"Adoramos brincadeiras que envolvem a cooperação, como fazer as coisas falarem, e tornar divertida a cooperação. Se a vida não puder ser divertida para uma criança, então para que serve a infância? O mundo adulto é muito sério, e há tempo para tudo. Assim, com nossa filha nós tentamos não levar muitas coisas a sério demais."

Kristi, mãe de Arianna, 3 anos

Envolva a Imaginação

Uma variação da técnica de "A Voz das Coisas" que também funciona muito bem é capitalizar sobre a imaginação vívida da criança como uma forma de prevenir emoções negativas. Você pode fazer de conta que encontrou uma trilha de centopeias a caminho da loja, saltar até o carro como um canguru, ou fingir que uma cenoura o faz ficar laranja, enquanto a come. A sopa de vegetais pode transformar-se em uma poção mágica, uma escova de dente pode ter voz e localizar cada pedacinho de alimento entre os dentes enquanto faz o seu trabalho, ou os brinquedos podem adquirir vida e desfilar para dentro da caixa de brinquedos.

As crianças adoram faz-de-conta, e quando entramos em seu mundo e brincamos com elas, podemos prevenir muitos problemas envolvendo as tarefas diárias. Depois que você abrir sua mente para as possibilidades, verá que quase qualquer evento pode ser adoçado com um pouco de imaginação e diversão.

Cante uma Canção

Mesmo se você não consegue cantar direito, colocar qualquer coisa na forma de música faz com que outros a escutem com mais atenção e também é mais divertido.

Depoimento de Mãe

"Eu aprendi do modo mais difícil sobre ser séria demais ou brincar com as situações. Certo dia, Maya e eu estávamos saindo para uma caminhada até o parque. Quando passávamos pelo jardim de um vizinho, ela pegou algumas pedrinhas e as jogou longe. Eu lhe disse que nós não jogamos pedras. Então eu disse: 'Se você jogar mais uma, voltamos para casa e não vamos ao parque'. Ela jogou mais pedras, então eu a peguei no colo e começamos a voltar para casa. Ela gritou como louca durante o percurso de volta. Eu tinha certeza de que os vizinhos estavam me observando enquanto eu andava cheia de vergonha com minha filha gritona no colo. Para encurtar a história, acho que foi bom eu manter minha palavra, mas aprendi que muitas vezes eu ia com muita rapidez até a consequência, sem tentar um enfoque mais agradável primeiro. Agora, quando algo como isso acontece, sou mais criativa. Nós geralmente terminamos seguindo centopeias imaginárias ou marchando como se estivéssemos em uma parada, até o parque. E isso é muito mais gostoso para nós duas."

Michelle, mãe de Maya, 3 anos

Você pode lavar as mãos do seu filho enquanto canta "É assim que lavamos as mãos, lavamos as mãos sempre assim". Uma leitora, mãe de cinco filhos, descobriu uma excelente maneira de manter seus filhos contentes durante percursos de carro. Ela adorava cantar, de modo que inventava trechos de ópera para as cenas que via enquanto dirigia. Seus filhos geralmente improvisavam suas próprias versões.

Você pode cantar sempre que estiver no clima. Você pode cantar músicas que conhece, apenas para dar um tom mais alegre a um momento, ou pode criar uma canção para ser usada como sinal para determinadas tarefas como uma musiquinha que sempre é ouvida quando os brinquedos são recolhidos e guardados.

Um belo efeito colateral de colocar suas palavras em uma melodia é que tanto você quanto seu pequeno acabam sentindo-se muito mais felizes.

Conte uma História

Crianças adoram histórias. Narrativas conseguem prender a atenção dos pequenos e têm a capacidade para levá-las a fazer de bom grado o que você deseja. As histórias podem ser usadas para ensinar uma lição, aliviar o tédio ou manter uma criança concentrada em uma tarefa.

Um bom modo de preparar seu filho para qualquer evento e prevenir reclamações quando chegar realmente a hora é contando histórias com antecedência. Você pode contar uma historinha sobre um menino que vai à casa da avó para jantar e salientar como o garotinho diz "por favor" e "muito obrigado". Os avós orgulham-se do personagem da historinha. É claro que isso é uma preparação para a visita na vida real!

Você pode contar uma historinha sobre um cachorrinho que vai ao veterinário para um exame geral, sobre um dinossauro que comparece a uma consulta com o dentista, ou sobre o primeiro dia de um pinguim na creche. É possível usar o formato de narrativa para ensinar lições importantes sobre compartilhar, ser gentil, ser paciente ou sobre qualquer outra habilidade de vida que você está tentando ensinar ao seu filho.

As histórias também podem ser usadas para manter seu filho quieto e mentalmente ocupado, talvez enquanto você o veste, espera em uma longa fila no correio, ou o coloca na cama à noite. Uma rotina de contar histórias pode ser uma ferramenta conveniente em todos esses casos. Se você tem uma criança tagarela e imaginativa, convide-a a contar suas próprias histórias também!

> **Depoimento de Mãe**
>
> "A dica sobre contar histórias é ótima com Oscar. Ele é fascinado pelo mau comportamento de outras crianças. Ao observar uma situação, ele comenta depois: 'Fale sobre isso'. Isso significa que ele quer que eu lhe conte uma história sobre o menininho que não dava vez a outros no escorregador ou sobre a menina que gritava com sua mãe na frente de outros. Oscar me pede para lhe contar essas histórias várias vezes. Acho muito interessante que ele não se interesse por ouvir histórias sobre crianças que se comportam bem! Contudo, acho que ele aprende com os erros de outros. Agora, Oscar muitas vezes reconta as histórias que ouviu de mim para o seu pai à noite."
>
> **Nicole, mãe de Oscar, 3 anos**

Banque o Bobo

Especialistas dizem que crianças riem cerca de trezentas vezes por dia, mas nós, adultos sérios, rimos menos de quinze vezes por dia, e para muitos pais estressados a contagem provavelmente é muito menor. A risada não apenas reduz o estresse, baixa a pressão sanguínea e melhora o funcionamento do sistema imunológico, mas também o deixa feliz, incentiva seu filho a cooperar e acaba com o mau humor.

As crianças não exigem uma comédia com roteiro e figurino para se divertirem. Qualquer bagunça risonha já serve. Humor – fingir uma queda, fala exagerada ou sotaques engraçados – frequentemente criam um momento de alegria. Bancar o bobo – como colocar a meia da criança na mão, em vez de no seu pé – geralmente gera uma risada, juntamente com a cooperação desejada.

> **Depoimento de Mãe**
>
> "Quando meus filhos começam a choramingar, eu pergunto: 'Ai, nossa, aonde foi parar a sua voz de menino grande (ou menina grande)? Você sabe? Será que foi para baixo da mesa? Está no seu sapato? Ou nos seus cabelos?'. Em geral, depois de uma ou duas perguntas eles encontram a própria voz no meio da camisa e me dizem: 'Está aqui!'. Eu lhes digo então que é melhor correr e agarrá-la para que não fuja novamente."
>
> **Marisa, mãe de Elijah, 4 anos; e Marin, 2 anos**

O benefício adicional de bancar o bobo, exatamente como com os outros jogos de cooperação, é que alegra tanto você quanto o seu filho. E você pode se descobrir sorrindo e rindo com muito mais frequência.

"5-3-1 Vá!" Aviso Prévio Evita Brigas

Quando as crianças estão concentradas na brincadeira, elas geralmente se lançam por inteiro a isso. É essa intensidade que lhes permite absorver tanto sobre o mundo nos primeiros anos de vida. Elas estão sempre aprendendo, sempre assimilando algo novo. Em virtude dessa intensidade, pode ser muito difícil para uma criança mudar de uma para outra atividade sem primeiro fazer um ajuste mental.

Quando uma criança está no meio de um maravilhoso quebra-cabeça e um dos pais a chama para jantar, raramente podemos esperar que ela abandone imediatamente uma peça e corra para a mesa (na verdade, também é raro vermos um adulto que possa abandonar uma atividade com tanta rapidez).

Você pode ajudar seus filhos a mudarem de atividade dando-lhes tempo para processar a mudança mentalmente, antes de poderem agir fisicamente. Antes da ação esperada dos seus filhos, dê um alerta de cinco minutos, mais um alerta de que faltam três minutos e, finalmente, um alerta de que falta um minuto. Observe como isso acontece:

Julie e Alex estão contentes, brincando no parque enquanto a mãe lê em um banco próximo. Ela levanta-se, vai até as crianças e se agachando para olhá-los diretamente anuncia: "Iremos embora em cinco minutos" (ela levanta cinco dedos). A mãe volta ao banco para ler. Alguns minutos depois, ela anuncia: "Julie! Alex! Iremos embora em três minutos!" (ela levanta três dedos). Alguns minutos depois: "Um minuto!" (ela levanta um dedo). Um minuto depois, a mãe pergunta: "Querem escorregar mais uma vez ou andar só um pouquinho mais de balanço, antes de irmos?". Depois disso, a mãe anuncia que é hora de irem embora. Seus filhos não respondem imediatamente, de modo que ela propõe uma opção divertida para conseguir tirá-los dali. "Vocês querem correr até o carro ou saltar como coelhinhos?". Quase que imediatamente as duas crianças começam a saltar na direção do carro.

Este tipo de contagem é diferente da contagem regressiva típica até um desastre: "1...2...3. Ok, agora vocês estão encrencados! O tempo acabou!". O método de "5-3-1 Vá!" é uma forma respeitosa de deixar que o seu filho saiba com antecedência o que virá e de permitir que ele termine o que está fazendo para que possa fazer a transição. Use o método diariamente como um modo de ajudar seu filho a cooperar com você em muitas tarefas, como vestir-se, terminar o almoço, guardar brinquedos, entrar na banheira, sair do banho e aprontar-se para dormir.

> **Depoimento de Mãe**
>
> "Estou usando o '5-3-1 Vá!' com Anna e funciona como por encantamento. O maior desafio foi treinar minhas amigas adultas para que quando eu começasse a contagem, esta serviria para elas também! Às vezes, eu chegava ao 'Vá!' e minhas amigas queriam continuar conversando. Agora, elas sabem que quando eu começo a contagem, esta serve para nós e para as crianças."
>
> **Tracy, mãe de Anna, 4 anos; e Zack, 2 anos**

Discussões Olhos nos Olhos

Com muita frequência, os pais gritam instruções aos filhos que estão em outro cômodo. As crianças estão envolvidas na brincadeira, mal ouvem as instruções e praticamente nem entendem que se dirigem a elas. Ou, ainda, os pais falam "para" os filhos, dando sermões em um monólogo que não convida a verdadeira comunicação. Crianças de todas as idades respondem muito melhor à conversa face a face, com a intenção de comunicar realmente.

Você pode envolver a atenção de uma criança com muito mais eficiência se reservar um momento para ir até ela, agachar-se no nível dos seus olhos e conversar com ela olhos nos olhos. Ao fazer isso, você recebe toda a atenção. Não há como ser ignorado ou a criança não perceber que você fala com ela. Além disso, seu filho pode ler seus sinais de comunicação não-verbal, como a expressão facial e linguagem corporal. Ao mesmo tempo, você poderá ler a linguagem não-verbal do seu filho, o que poderá ajudá-la a ver se ele realmente entende o que está sendo dito.

As crianças não são adultos em miniatura, mas são pequenas pessoas. Elas adoram seus pais e querem entendê-los. Dê-lhes uma oportunidade para ouvirem, aprenderem e participarem em uma troca verbal com você.

Quando tiver um pedido a fazer ou algo a dizer, reserve um minuto extra para ficar no nível dos olhos do seu filho e fale com ele clara e respeitosamente. Explique o que você deseja e por que deseja. Faça perguntas para confirmar que seu filho entende o que escuta. Esta troca de informações não demora muito, e os resultados agradáveis valem muito a pena.

Depoimento de Mãe

"É bom lembrarmos que as crianças precisam de mais explicações. Nós, adultos, fazemos tantas coisas sem percebermos que às vezes, sem querer, podemos esquecer que nossos filhos não têm uma vida inteira de experiência nas costas. Nós esperamos inconscientemente que nossos filhos saibam mais do que realmente sabem, no que se refere ao seu comportamento."

Sonja, mãe de Ekatarina, 3 anos; e Aleksandar, 1 ano

Use Palavras Positivas

Algumas das palavras mais usadas pelos pais são *não*, *não pode* e *pare*. É claro que precisamos dar um jeito no mau comportamento das crianças. Contudo, quando abusamos dessas palavras, elas criam mais problemas do que resolvem. Eu costumo me referir a essas como *palavras de briga*, porque quando começamos uma sentença com qualquer dessas palavras, nossos filhos nem mesmo ouvem ou entendem o que vem a seguir, e a "palavra de briga" age como um botão que liga a fúria infantil.

Quando possível, tente reformular suas palavras para algo positivo, em vez de negativo.

Palavras Negativas de Briga	Palavras Positivas de Cooperação
Pare de brigar por causa do caminhão!	Por favor, tenha educação e divida o brinquedo com seu irmão.
Não bata no bebê!	Toque o bebê com suavidade.
Não, você não pode tomar sorvete.	Você pode comer uma banana ou um pedaço de queijo agora.

Quando este enfoque otimista para opções de linguagem se tornar mais comum em sua casa, você descobrirá que seus filhos imitam esse estilo de fala, de modo que não é apenas uma ferramenta para a cooperação, mas um treinamento para uma vida inteira de habilidades positivas de comunicação.

Quando/Então, Agora/Depois, Você Pode/Mas antes...

Com frequência, quando os pais não querem que os filhos façam algo, o que incomoda não é o ato, mas o momento escolhido. Doces antes do jantar não são permitidos, mas após o jantar não são um problema. Brincar na rua depois de escurecer não é permitido, mas brincar na rua após o almoço pode. A técnica de Quando/Então ensina às crianças o momento e sequência correta de eventos. Esta é uma abordagem maravilhosa, porque respeita e reconhece os desejos infantis, mas direciona a ação para o ponto correto do tempo.

Outro benefício adorável deste método é que é uma ótima forma de evitar dizer aquelas palavras de briga (*não, não faça, pare*) tantas vezes durante o dia. Aqui estão alguns exemplos:

- **Quando** você <u>vestir seu pijama</u>, **então** podemos <u>ler uma história</u>.
- <u>Coma seu almoço</u> **agora**, e **então** poderá <u>comer doce</u> **depois** que terminar o almoço.
- **Você pode** <u>brincar na rua</u>, **mas antes** <u>guarde os seus brinquedos.</u>

Você perceberá que este padrão tem uma nuança muito agradável. Você está dizendo à criança que sim, ela pode fazer o que deseja, mas depois de fazer aquilo que você pede. Ou, em outras palavras, ele pode fazer o que deseja, mas depois.

> **Depoimento de Mãe**
>
> "O mais incrível nesta técnica de 'Quando/Então' é que você de fato dá à criança o poder de fazer com que algo aconteça. Ela se sente no controle e aprende que pode ser uma pessoa responsável, que toma boas decisões. Você conquista seu objetivo de fazê-la cooperar... e todos se sentem felizes!"
>
> **Barb, mãe de Caroline, 4 anos; e George, 3 anos**

Distração e Redirecionamento

A distração pode nos poupar muitos problemas, quando temos uma questão insignificante para resolver e estamos cansados demais para ser criativos, ou quando o problema é tão pequeno que não vale a pena demorar muito para tentar resolvê-lo. A distração pode também acabar com a "manha" e com birras, antes de realmente começarem. Uma criança que está no meio de um leve ataque de birra e teimosia frequentemente pode ser distraída pela menção de um gato que passa pelo gramado ou de uma borboleta que voa por ali.

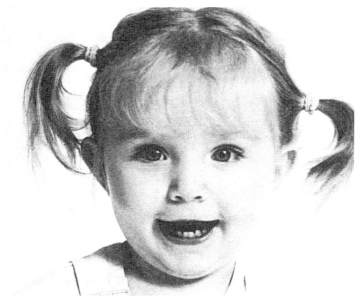

Yasmin, 1 ano e meio

Ou, ainda, a mãe pode lhe dar um guardanapo branco e o potinho de pimenta, dizendo-lhe para salpicá-lo com pimenta, ou outra tarefa interessante para entretê-lo.

Distrações podem fazer parte de uma rotina habitual em alguns casos. Alguns exemplos são uma lanterna usada durante a troca de fraldas, uma caixa de sapatos com brinquedos especiais para ser usada quando mamãe ou papai está ao telefone, ou uma mochila infantil cheia de atividades divertidas para levar em um carro, ônibus ou avião.

O redirecionamento ocorre quando você muda de propósito a atenção de uma criança para outra coisa. Por exemplo, se seu filho está ficando frustrado enquanto monta um quebra-cabeça e você sente que ele está prestes a explodir de frustração, às vezes é melhor tirá-lo do quebra-cabeça e dirigir a sua atenção para outra atividade.

Se dois irmãos estão irritando um ao outro, você pode mandar um deles para outro cômodo para fazer algo para você. Se seu filho está ficando aborrecido e choroso, agasalhe-o e saia para uma caminhada.

A distração e o redirecionamento são particularmente úteis para famílias que têm mais que uma criança pequena em casa. Se você precisar lidar com cada reclamação, lamentação e briga, provavelmente ficará meio maluca. Em vez disso, disponha-se a recorrer à técnica de distração de tempos em tempos, para manter sua sanidade e a paz em casa.

> **Depoimento de Mãe**
>
> "Aqui está uma ideia que funciona bem para nós: eu mando as crianças para a rua e as faço correr. Ar fresco e exercícios podem melhorar o humor de qualquer pessoa."
>
> **Suzanne, mãe de Laetitia, 4 anos; e Clément, 19 meses**
>
> "Depois de um dia particularmente difícil, eu 'transferi' minha filha e eu para minha bicicleta, para um passeio gostoso e longo. Nós duas andamos em silêncio, admirando a natureza e o vento nos nossos cabelos. Nosso humor melhorou e trocamos sorrisos quando voltamos para um rápido mergulho na piscina e, depois, uma sessão de amamentação. Esquecemos juntas os nossos problemas e nos reconectamos uma à outra."
>
> **Lynne, mãe de Erika, 2 anos; e Colin, 6 anos**

Regras Familiares: o Segredo para a Paz

Até mesmo a criança mais novinha pode entender o que é uma regra, que pode ser um simples ritual diário, como "Escovamos os dentes antes de dormir" ou "Levamos os pratos para a pia depois que comemos". Uma regra também pode ser um guia para o comportamento, como "Nós não batemos nas pessoas". As regras funcionam melhor quando são breves, simples e quando são seguidas de modo consistente.

A primeira coisa que você precisa fazer é decidir sobre as regras prioritárias. Um número excessivo de regras complica a vida de todos. Além disso, quando numerosas demais, elas são facilmente esquecidas, de modo que é melhor determinar as dez mais importantes, ou algo em torno disso. O melhor modo de descobrir quais são as dez regras mais importantes é fazendo uma lista dos problemas comportamentais que mais o incomodam. Ao ver quais são eles, você saberá quais são os mais importantes e que devem ser abordados com uma regra formal.

Depois que você tiver feito uma lista dos principais problemas de comportamento, traduza cada um em uma regra clara e simples. Por exemplo, se seus filhos são rudes demais uns com os outros e costumam empurrar, bater, chutar, puxar cabelos ou brigar uns com os outros ao ponto das lágrimas, crie uma regra simples de entender que abranja todos esses comportamentos, como "Não machucamos ninguém."

Depoimento de Mãe

"Quando eu cursava a faculdade para ser professora, tive uma aula sobre manejo do comportamento que cobria a confecção de regras. O professor recomendou que tornássemos a confecção das regras uma experiência positiva desde o início. Em vez de criar você mesma as regras, faça com que as crianças participem. Você pode gritar: 'É assim que falamos nesta casa?'. E as crianças podem responder: 'Não, nós falamos em voz baixa'. Então, você pode perguntar: 'E o que nossa regra deve dizer?'. E as crianças provavelmente responderão: 'Nada de gritos!'. Envolvê-las desta maneira faz com que sintam que são criadoras das regras, o que leva a uma inclinação maior para segui-las."

Genevieve, mãe de Matthew, 2 anos

Enquanto você cria as regras, garanta que serão possíveis de colocar em prática. Esta não é uma lista de cada coisa que você desejaria; ela diz respeito aos comportamentos prioritários, e são aquelas que você está disposto a colocar em prática.

Uma ótima maneira de proclamar as novas regras é publicá-las na forma de um pôster. Use cores alegres e enfeites para torná-lo mais alegre e depois o pendure na parede, para que todos o vejam e se lembrem das regras.

Outra vantagem de regras específicas por escrito é que elas trazem em si regras implícitas adicionais. "Não machucamos ninguém" pode ter sido criada para prevenir brigas físicas entre seus filhos, mas também implica a prevenção de sofrimento emocional. As regras refletem a personalidade e cultura de uma família – os valores e moral que guiam todas as suas ações e estabelecem o que é mais importante em sua unidade familiar.

> **Depoimento de Mãe**
>
> "Eu sempre sei quando Eva está zangada, porque ela começa a choramingar, fica enjoadinha e pede biscoitos [*resolva o problema real*]. Se eu lhe digo não por alguma razão, lá vem confusão [*evite palavras de briga*]. Nos últimos tempos, descobri que me agachar e lhe perguntar se ela está com fome [*olhos nos olhos*] e lhe oferecer algum lanche saudável [*opções*] tende a acalmá-la. Eu lhe digo que quando ela se acalmar, ela poderá pegar seu lanche [*técnica de Quando/Então*]. Eu termino levando-a até o armário para pegar algo [*distração*]."
>
> **Jocelyn, mãe de Elena, 5 anos; Eva, 3 anos; e Rory, 1 ano e meio**

Seja Breve e Deixe Claro

Em um esforço para serem bons pais, muitas pessoas falam demais, transformando a lição que pretendiam dar em um sermão de palavras inúteis e energia negativa. As crianças com frequência se desligam após as primeiras sentenças (podemos detectar isso pelo olhar vidrado e sem vida que nos dão). E embora você possa estar se esforçando para ensinar uma lição importante, se esta for na forma de uma longa dissertação, seu filho pode não entender uma única palavra.

Quanto menos dizemos, mais nossos filhos nos escutam, entendem e recordam. Assim, conquiste a atenção do seu filho olhando-o direto nos olhos e então faça uma declaração breve e concisa. Repita, se preciso, mas não elabore e não transforme uma declaração em uma palestra.

Pense, Diga, Manifeste a Intenção e Execute

Uma queixa comum dos pais é que seus filhos "nunca os escutam" ou "não fazem o que eles pedem na primeira vez". Embora isso possa ser frustrante, devo informá-lo de que a principal razão para as crianças não ouvirem seus pais é porque os pais não exigem que o façam. Este é um erro que até mesmo os melhores pais cometem. Eles repetem uma solicitação várias vezes, até explodirem ou desistirem. Para aumentar o problema, o primeiro pedido não é bem planejado, de modo que não é seguido até a plena execução.

Por exemplo, um pai chama um filho e lhe diz que é hora de saírem, mas então se ocupa com alguma coisa. Um pouco depois, ele chama: "Já estamos de saída!", mas novamente se distrai a caminho da porta. Apenas depois de mais algumas rodadas deste jogo o pai realmente – e finalmente – está pronto para sair. A criança, nesse meio-tempo, ignorou todos os pedidos feitos. Outro exemplo é o de um pai que pede ao filho para guardar os brinquedos. Depois de vários outros pedidos, ele percebe que já está tarde e insiste para que a criança vá para a cama (guardando ele mesmo os brinquedos depois que a criança já dormiu). Para uma criança um pouco mais velha, um pai provavelmente acrescenta um monólogo como: "Por que eu mesmo sempre tenho de fazer as coisas por você?".

Se ocorresse apenas uma vez, esse *pedir, não ter a firme intenção e não ir até o fim* não seria um grande problema, mas já que o padrão ocorre com frequência, a criança aprende que as solicitações feitas pelos pais são opcionais.

Você pode simplificar significativamente sua vida se aderir a esse roteiro com a maior frequência possível:

- Organizar seus pensamentos antes de fazer um pedido ao seu filho.
- Fazer uma solicitação clara e específica.
- Acompanhar a execução do que você pediu (com calma e propósito) quando seu filho não obedece.

Rotinas Diárias: A Vitória da Previsibilidade

As crianças respondem a padrões previsíveis em suas vidas. Essas rotinas funcionam como sinais inconscientes de como devem agir ou o que devem fazer. Com muita frequência, porém, as rotinas que elas seguem aconteceram acidentalmente e são contrárias ao que os pais realmente desejam. Por exemplo, uma criança pode ter uma rotina de adormecer no sofá, ao som da TV. Os pais lamentam o fato de ele não adormecer na cama, mas já que o filho dorme no sofá noite após noite, isso já virou rotina.

Consistência e rotina criam sensações de segurança e confiabilidade na vida da criança. O mundo é muito grande, e as crianças aprendem tanto a cada dia que podem facilmente ser sufocadas pela imensidão de tudo. Quando certos pontos-chaves importantes no dia são sempre iguais, essas coisas criam âncoras de segurança. Crianças pequenas buscam tais âncoras e seu desenvolvimento se apoia em sua consistência. Elas gostam de rotinas e se adaptam facilmente a elas, chegando mesmo a procurá-las. Assim, é melhor *criarmos* as rotinas que queremos que nossos filhos sigam. Se não criamos rotinas, as crianças adotam as suas próprias, assim como o garoto que adormece sempre no sofá.

Se não estamos contentes com o modo como nossos dias estão fluindo atualmente, podemos mudar as rotinas atuais para aquelas que escolhemos. As crianças se adaptam facilmente, e quando algo ocorre com consistência em suas vidas, elas procuram sempre por isso, para que continue tudo como está.

Eu me lembro de um domingo de manhã, muito tempo atrás, quando meu marido despertou cedo e encontrou nossos meninos, David e Coleton, já acordados.

Já que eram os únicos acordados na casa, meu marido decidiu levá-los para tomar café da manhã na rua. No domingo seguinte, nossas meninas haviam ido dormir na casa de coleguinhas e eu estava ocupada escrevendo, de modo que meu marido decidiu levar os meninos para tomar café na rua novamente. Na terceira semana, Robert e eu fomos despertados pelos meninos, que estavam parados ao lado da nossa cama. "Papai! Acorde", eles sussurravam. "É domingo, e nós *sempre* saímos para tomar café da manhã na rua aos domingos!".

Na análise dos meus filhos sobre o mundo, duas semanas seguidas equivaliam a "sempre", criando uma nova rotina para eles. Se você pensar um pouco, poderá recordar situações semelhantes que ocorreram com o seu filho – um certo livro que *precisa* ser lido, uma trilha específica que vocês *precisam* seguir, uma certa ordem que *precisa* acontecer na brincadeira, determinada frase que *precisa* ser dita antes de vocês saírem de casa ou apagarem as luzes para dormir.

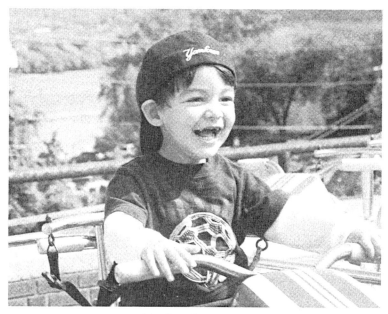

Matthew Jr., 2 anos

Podemos tirar vantagem desse desejo natural das crianças por rotina criando rotinas específicas que ajudem o dia a fluir com mais tranquilidade. Uma vez que a maioria das crianças apresenta o mesmo raciocínio que meus filhos sobre "sempre", serão necessários trinta dias ou menos para que eles adotem a nova rotina como normal.

Pode ser útil pensar sobre os pontos-chaves no seu dia e anotar como essas ações poderão se encaixar neles. Por exemplo, você fica aborrecido quando seus filhos correm pela casa de pijamas todas as manhãs? Você prefere que eles se vistam antes do café? Então torne isso parte da sua rotina diária. Você detesta acordar com o quarto de casal abarrotado de brinquedos? Torne a guarda dos brinquedos parte da sua rotina antes de dormir. Uma vez que seus filhos entrem no padrão familiar de ação, isso ocorrerá sem estresse e chateações, tornando sua casa mais feliz e pacífica para todos.

Para criar sua rotina diária, anote os horários aproximados e a sequência de eventos familiares, como despertar, vestir-se, comer, brincar, arrumar os brinquedos, cochilar e ir dormir.

Depoimento de Mãe

"Nós dois trabalhamos o dia inteiro e deixamos uma babá tomando conta dos nossos gêmeos enquanto estamos fora de casa. Ela os mantém em uma rotina ótima. Por algum tempo, meu marido e eu ignoramos esses horários nos fins de semana, porque queríamos relaxar e brincar com nossos filhos. Entretanto, percebemos que as mudanças de comportamento dos dois eram extremas. Eles eram calmos e alegres durante a semana, mas se mostravam ranzinzas, carentes e briguentos nos fins de semana. Quando percebemos isso, começamos a adotar a mesma rotina dos dias de semana também nos fins de semana. Notamos a diferença quando eles acordam, comem e dormem de acordo com os horários estabelecidos, comparando com a ausência completa de rotina. Isso realmente ajudou a manter o azedume e as birras em um mínimo.

Lorraine e Alan, pais de Marc e Mira, 2 anos

Decida como você gostaria que fossem seus dias. Crie um pôster relacionando os principais eventos. Para levar isso um passo adiante, você também pode criar as regras da família como descrito anteriormente e adicioná-las ao pôster. Agora você tem um roteiro diário para seguir.

Tenha em mente que nenhuma rotina é imutável. Nenhuma regra é absoluta. Você pode ser flexível quando decidir que isso é adequado. Entretanto, *escolher* quando queremos quebrar a rotina é muito diferente de cair acidentalmente no caos!

Apenas uma observação aqui para aqueles que *não* têm rotinas e para aqueles que *não* gostam de seguir ou criar rotinas. Como em todos os conselhos para pais, o princípio máximo é fazer o que funciona para você. Se a sua família funciona perfeitamente em um clima mais relaxado, de seguir com a maré, então não mude nada. Qualquer nova ideia apenas deve ser explorada se você achar que ela tornará sua vida mais fácil ou mais feliz.

Sucesso com Cartões de Carinha Feliz

Muitas crianças respondem bem a um lembrete visual sobre como se comportar adequadamente. Um pôster da Carinha Feliz é um método maravilhoso para permitir que as crianças entendam o impacto das suas escolhas comportamentais. Funciona assim:

1. Faça uma lista de três a cinco regras mais importantes. Faça com que sejam fáceis de entender. Escreva com letra de forma grande (exemplos: Não machucar pessoas. Fazer o que Mamãe ou Papai manda. Nada de explosões de raiva. Nada de Gritos). Pendure a lista na parede, no nível dos olhos do seu filho e em um local próximo de onde ele passa a maior parte do dia.
2. Use cartões de papel cartaz ou pedaços de papelão medindo 8 X 12 centímetros. Na frente dos dez pedaços, desenhe uma carinha alegre colorida, ou encontre carinhas felizes na Internet, imprima e as cole nos quadrados. Seu filho pode até ajudá-lo a decorar as carinhas alegres, se você desejar. Na parte de trás de cada cartão, desenhe uma carinha triste. Você começará com dez quadrados de carinhas alegres/tristes. Depois de uma ou duas semanas, se desejar, reduza este número para oito e, finalmente, para cinco.
3. Pendure as carinhas – com o lado feliz para fora – perto das regras. Diga ao seu filho que a cada manhã haverá apenas rostos felizes. Sempre que ele romper uma regra, uma carinha triste substituirá a carinha alegre.
4. A cada dia após o jantar, conte as carinhas com o seu filho.

Algumas crianças respondem bem a essa abordagem, sem quaisquer recompensas ou consequências vinculadas. A simples visão da carinha triste é o suficiente para ajudá-las a identificar e evitar maus comportamentos. Outras crianças precisam ou gostam de ter uma pequena recompensa vinculada a este método. Você pode incluir um sistema de recompensas baseado no número de carinhas felizes que restarem no fim de cada dia. Por exemplo, seu filho ganhará um número igual de livrinhos de histórias que o número de carinhas felizes antes de dormir, ou poderá jogar o mesmo número de jogos com você durante aquele número de minutos. Ou, ainda, talvez ele possa ganhar o mesmo número de pequenos marshmallows como sobremesa após o jantar. Portanto, cinco carinhas felizes equivalem a cinco livrinhos, cinco minutos do jogo preferido da criança, ou cinco marshmallows. Isso dá a ele uma forma concreta de entender que suas escolhas e seu comportamento afetam o que lhe acontece na vida.

Apenas uma observação: quando você trocar uma carinha feliz para uma carinha triste, seu filho poderá revoltar-se! Talvez ele até arranque o cartão da parede. Se isso acontecer, diga COM MUITA CALMA: "Sinto muito por isso, mas já que você [diga o que ele fez], agora há uma carinha triste". Desamasse a carinha triste e a ponha de novo no lugar. Se ele demonstrar muita tristeza quando você virar o cartão, tenha certeza de que o sistema está funcionando como deveria! Você *quer* que ele se sinta infeliz pelo mau comportamento e pelas consequências que este lhe traz. Isso leva a uma melhor autodisciplina e o ajudará a tomar decisões sobre a melhor forma de agir.

Explique detalhadamente a ideia da carinha feliz para seu filho quando começar. Sua conversa pode ser mais ou menos assim:

> Querido, quero que você saiba que eu o amo e que você é muito importante para mim. Como mãe, tenho o dever de garantir que você será uma pessoa legal quando for maior. Ultimamente, algumas coisas têm me deixado triste, como quando você não me dá atenção, quando bate na sua irmã ou quando você bate o pé e grita. Agora, vamos fazer uma coisa para ajudá-lo a corrigir esses erros. Vou pendurar duas coisas na parede. Aqui está a primeira. Essas são as nossas regras. Vamos ler? [Leia e discuta as regras] Esta aqui é a segunda coisa. Esses são os seus cartões de carinhas felizes. Essas carinhas com sorrisos significam que você está fazendo as coisas certas. Uma carinha triste lhe diz que você fez algo errado. É bom tentar não ganhar carinhas tristes. Depois que jantarmos, todas as noites nós contaremos as carinhas felizes. Você poderá pegar o mesmo número de livrinhos para ler com a mamãe e o mesmo número de marshmallows para comer depois do jantar. Você entende como as carinhas felizes funcionam?

Depois de estabelecer este programa, tente praticá-lo fielmente a cada dia durante mais ou menos um mês. Monitore as mudanças no comportamento do seu filho. Se tudo estiver correndo bem, continue como está, até sentir que os bons comportamentos foram estabelecidos. Nesse momento, retire o pôster e veja como tudo progride. Se o comportamento do seu filho tiver uma recaída, restabeleça o programa.

Tempo de Afastamento: Por Que, Quando e Como

O tempo de afastamento é uma técnica de disciplina tradicional e muito usada. Contudo, esta não é uma resposta mágica para todos os problemas de disciplina e, se abusada, pode perder sua eficácia. Entretanto, ela pode ser uma ferramenta

Para Lembrar

Um tempo de afastamento não serve como punição. Este método tem por objetivo cessar um mau comportamento específico e ajudar a criança a aprender como se acalmar e controlar o seu comportamento.

- O tempo de afastamento cessa o mau comportamento por si mesmo, mas não o corrige, necessariamente. Esta etapa final e crítica deve acontecer depois que o pai e o filho já se acalmaram. É aí que o ensino deve acontecer.
- Informe a criança — de forma breve, resumida e educada — por que ela ficou afastada e como pode evitar que isso ocorra novamente. Ensine, não dê reprimenda nem sermões e tente ser breve. Depois de explicar por que você considera errado o que seu filho fez, peça que ele se desculpe pelo mau comportamento.
- Você não precisa sentir rancor ou permanecer irritada com seu filho para dar seu recado. O período de afastamento já conseguiu seu objetivo de identificar o erro do comportamento. Nesta etapa de ensino, você não precisa reprimir um abraço ou um "eu amo você". Este é o momento de mostrar ao seu filho que ele comete erros, mas pode aprender com eles. E talvez mais importante ainda, que ele pode errar e ser perdoado, respeitado e amado.

valiosa e positiva para os pais, quando usada seletivamente e em conjunção com todas as outras habilidades discutidas neste livro.

Um tempo de afastamento funciona porque interrompe o comportamento negativo da criança, separa-a do problema e permite que se acalme.

Fazer a criança afastar-se também é bom para os pais, já que permite que se afastem da criança que os perturba, o que também os acalma.

Tenha em mente as dicas a seguir, ao usar o tempo de afastamento para o seu filho:

- Decida sobre o tipo de problema que indica o tempo de afastamento e deixe isso claro para a criança. Problemas como respostas mal-educadas, bater nas pessoas ou destrutividade são perfeitamente apropriados para este método. Ainda que um afastamento possa parecer uma boa solução para ataques de birra, este nem sempre é o caso. Você terá de arrastar uma criança que chuta, berra e se agita até o lugar do afastamento, e ela muitas vezes se levantará imediatamente para sair dali.

- Use um local seguro e sem estímulos para os afastamentos. Um banheiro onde não haja riscos à segurança, lavanderia e corredor são boas escolhas. Crianças muito pequenas ou sensíveis podem considerar assustador ou perturbador o isolamento imposto, de modo que isso pode aumentar o problema. Nesse caso, considere usar uma cadeira, degrau de escada ou canto vazio no mesmo cômodo onde você está para o afastamento. Evite usar o quarto da criança, a sala de brinquedos ou a poltrona favorita para este fim, já que não é desejável criar uma experiência negativa em um lugar de brincar ou dormir.

- Existem duas maneiras para decidir a duração do tempo de afastamento. A regra comum é um minuto por ano de idade, o que se ajusta à maturidade etária da criança. A segunda opção é mantê-la no local de afastamento até que ela se acalme, o que pode ser menos ou mais que o método de um minuto.

- Se seu filho se recusar a permanecer no local de afastamento, *não* brigue com ele, não fique vigiando e não o tranque em um cômodo. Dependendo da personalidade do seu filho e da sua, use uma das ideias a seguir:
  - Garanta que você explicou o que é o tempo de afastamento e que o seu filho tem idade suficiente para entender seu significado.
  - Pratique o tempo de afastamento quando seu filho *não* estiver se comportando mal, para que ele saiba o que esperar quando isso acontecer. Você pode encenar ou fingir que você é ele. Mostre exatamente o que você espera que ele faça durante um afastamento.

- Ao usar o afastamento, leve-o até o local e dê uma ordem tranquila para que ele se sente. Se ele se levantar, diga: "Não, você deve ficar sentado". Com delicadeza, leve-o até a cadeira novamente. Repita tantas vezes quantas precisar.
- Sente-se com seu filho em um quarto pequeno. Não fale, nem dê sermões. Apenas sente-se com ele.
- Faça com que o afastamento ocorra onde quer que seu filho esteja. Fique de pé, ereto, cruze os braços, mantenha uma expressão séria e anuncie: "Você vai para o afastamento".
- Se ele cessou o mau comportamento, considere terminado o afastamento – mesmo se durou apenas dez segundos (afinal, esta é a finalidade do afastamento – parar o mau comportamento).
- Se ele chorar, gritar ou bater pé enquanto estiver no afastamento, deixe-o fazer isso. Ele está chateado, e isso é normal. Não permita palavrões ou comportamento destrutivo, mas permita demonstrações de raiva.
- Se seu filho sair do afastamento e repetir o comportamento que o mandou para lá, institua o afastamento novamente. E outra vez. E quantas vezes precisar. Isso é perfeitamente normal, uma vez que as crianças com frequência precisam de lições repetidas para aprender. Se você for consistente, ele acabará aprendendo que o comportamento é inaceitável e que você está falando sério.
- Se um afastamento não funciona para seu filho, é possível que ele tenha sido usado vezes demais, por razões demasiadas ou de um modo que claramente não transmite a sua finalidade. Revise o modo como usa o método ou descarte a técnica e use, em vez disso, outras ferramentas de disciplina.

Você Pode Divertir-se, Você pode Ser Firme

Você não precisa usar *sempre* uma habilidade esperta para fazer com que seu filho seja cooperativo. Em muitos momentos, a melhor coisa é dizer as coisas frente a frente. Ao fazer isso, experimente usar as seguintes regras básicas:

- **Olhos nos olhos.** Lembre-se de que não deve chamar de longe e não deve resmungar ordens.
- **Diga o que deseja.** Não faça ameaças; não use palavras vazias.

- **Seja claro e específico.** Não faça solicitações vagas; não obrigue a criança a adivinhar o que você deseja.
- **Seja educado.** "Por favor" e "muito obrigado" são palavras mágicas também para os pais.
- **Mantenha a calma.** A raiva só piora tudo.
- **Leve a cabo suas decisões.** Conduza seu filho pela mão; calce-lhe os sapatos; retire o brinquedo dali. *Ajude* seu filho a fazer o que você o mandou fazer.
- **Seja consistente.** Quanto mais você seguir essas etapas, mais fácil será para vocês dois.

Seja Flexível, Não se Atormente e Escolha as suas Batalhas

Com frequência, o desejo de uma pessoa de ser pai ou mãe exemplar coloca um estresse imenso sobre todos da casa, porque este objetivo é impossível de se concretizar. Na vida, a maior parte das coisas não se encaixa na categoria de "críticas", e podem ser manejadas de muitos modos diferentes, com ótimos resultados. Você não precisa ser um pai perfeito para criar filhos maravilhosos.

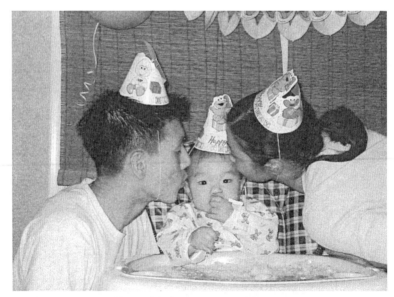

Papai; Nathan, 1 ano; e Mamãe

Depoimento de Pai

"Ultimamente eu tenho me sentido muito estressado com meus filhos. Percebi, finalmente, que eu tentava lidar perfeitamente com cada pequeno mau comportamento de cada um dos meus filhos. Não importando o que eles dissessem ou fizessem, eu precisava mostrar-lhes um jeito melhor. Quando decidi distanciar-me um pouco e abordar apenas os problemas importantes, não aconteceu nenhum grande desastre e todos nos sentimos mais relaxados."

Matthew, pai de Megan, 7 anos; Jack, 5 anos; e Evan, 2 anos

Remova a emoção e analise o que lhe enche a mente, tentando ver as situações do dia a dia como realmente são. Depois, busque uma solução. Um copo derramado de leite não é um sinal de que seu filho é desajeitado, irresponsável ou descuidado; é apenas um copo derramado. A única coisa necessária é uma esponja. As calças molhadas de uma criancinha não querem dizer que ela usará fraldas até a primeira série. Nem são uma indicação de que o treinamento para o uso do vaso sanitário foi um fracasso completo. Isso nem mesmo significa um ato voluntário de desobediência do seu filho. As calças molhadas são apenas o produto de uma criança ocupada que não chegou ao banheiro a tempo e que precisa trocar de roupa. Dois irmãos que brigam por um brinquedo não odeiam um ao outro, não são seres egoístas ou gananciosos, e isso não quer dizer que sua missão como pai ou mãe fracassou. A briga significa que os dois querem o mesmo brinquedo e não sabem como resolver a disputa de outro modo.

Escolha as suas batalhas. Nem todo problema precisa ser abordado e corrigido. Pequenas coisas às vezes podem escapar pela linha de fundo, sem impacto sobre qualquer coisa que tenha importância. Para falar a verdade, se você acha que precisa abordar cada pequeno episódio de mau comportamento de qualquer dimensão, você acabará enlouquecendo e levando seus filhos para o mesmo caminho. De vez em quando, a melhor coisa a fazer pela paz familiar é dar de ombros, fingir que não vimos algo, respirar fundo e seguir em frente para fazer outra coisa.

> **Para Lembrar**
>
> "Palavras gentis podem ser curtas e fáceis de falar, mas seus ecos são verdadeiramente intermináveis."
>
> **Madre Teresa de Calcutá**

A maior parte dos maiores problemas enfrentados pelos pais atualmente pode ser resolvida de muitas maneiras diferentes. Não importando o enfoque assumido, eles são logo resolvidos e outros tomam o seu lugar. Se, durante o curso dos seus dias, você puder se lembrar de usar suas técnicas de disciplina com seus filhos, de tentar ser flexível e tranquilo e de escolher com bom-senso as suas batalhas, você descobrirá que seu filho demonstra mais disposição para cooperar na maioria das áreas problemáticas. Ao mesmo tempo, você continuará calmo, tranquilo e no controle. O melhor de tudo é que você sentirá um prazer muito, muito maior ao criar seus filhos.

Cumprimentos, Incentivo e Palavras Gentis

Crianças – assim como qualquer ser humano – respondem bem a palavras positivas. O mundo de uma criança é cheio de respostas negativas, ordens, correções e críticas. Quando as crianças recebem cumprimentos, incentivo e palavras gentis, elas se sentem bem sobre si mesmas e seu mundo, Aumenta sua autoestima e incentiva o comportamento que levou ao *feedback* positivo.

Como pais, nós às vezes levamos nossos papéis tão a sério que tentamos demais ser professores o tempo inteiro. Queremos que nossos filhos cresçam direito, de modo que aproveitamos todas as oportunidades para corrigir a trilha a seguir. Precisamos entender que nossas palavras gentis também podem ensinar tanto ou mais que nossas correções, em muitos momentos. Nenhuma criança jamais sofreu danos por incentivo demais ou por pensar que os pais a amam demais. Assim, relaxe e *diga* todos os pensamentos positivos que passam por sua mente.

Durante o crescimento e desenvolvimento, as crianças passam por muitos estágios em que têm dúvidas sobre si mesmas. Elas se comparam com outros, ou com suas expectativas sobre si mesmas, e frequentemente pensam que estão decepcionando alguém. Como pais, podemos dissipar esta tendência natural de nossos filhos, oferecendo-lhes muito apoio e incentivo, que lhes deem habilidades para pensar de maneira mais positiva. Isso, por sua vez, poderá ajudá-las a fazer melhores escolhas sobre seus comportamentos. As crianças tiram muitos indicadores sobre quem são das suas interações com os pais. É melhor ajudarmos para que pintem um quadro de si mesmas como pessoas responsáveis, capazes e que fazem boas escolhas e se comportam adequadamente.

> **Para Lembrar**
>
> "Não acredito que as crianças podem se desenvolver adequadamente, a menos que sintam que têm valor intrínseco, além de qualquer coisa que possuam ou de qualquer habilidade que possam aprender. Elas precisam sentir que melhoram a vida de alguém, que são necessárias. Quem melhor que os pais para permitir que saibam disso?"
>
> **Fred Rogers, "Mister Rogers' Neighborhood", série norte-americana de televisão**

Construa uma Base de Amor, Confiança e Respeito

Em seus esforços para serem bons pais, muitas pessoas tratam seus filhos de maneiras que nunca tratariam um amigo. Tentando criar seres humanos respeitáveis, eles se concentram tanto para isso que não percebem que a mensagem primária que chega aos filhos não é nada agradável.

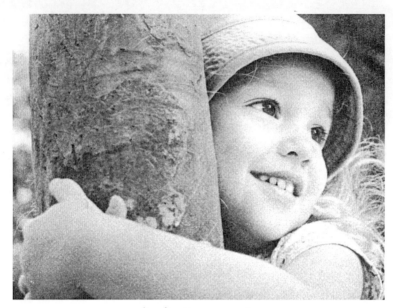

Amelia, 3 anos e meio

Imagine que você foi convidado para jantar na casa de amigos. Seu amigo os recebe na porta e vocês entram. De repente, seu anfitrião grita: "Mas qual é o problema com você, afinal? Seus sapatos estão enlameados e você está sujando meu tapete!". Embaraçado, você murmura: "Desculpe" e remove os sapatos. Enquanto faz isso, você percebe o buraco em sua meia e vê que o anfitrião também o notou. Ele, então, anuncia: "Nossa! Será que não daria para você se arrumar direito para jantar comigo? Está parecendo um relaxado!". Enquanto vocês se sentam à mesa, o amigo lhe dá um cutucão forte e derruba seu braço, que estava fincado pelo cotovelo à mesa. "Tsc, tsc", sussurra ele, "Onde estão os seus modos?". A conversa durante o jantar gira principalmente em torno de outro amigo que veio jantar ali na noite anterior e que tinha maneiras *adoráveis* e nenhum furo nas meias. A história é entremeada com advertências ocasionais do seu amigo sobre seus modos à mesa. Ao terminar a refeição e se levantar, a única coisa que seu amigo lhe diz é: "Seria muito legal se *alguém* pelo menos ajudasse a retirar os pratos".

Observe atentamente suas interações diárias com seus filhos. Confira e veja se você não está tão concentrado em melhorar o comportamento deles que seu enfoque se tornou insensível ou inclemente. Garanta que a mensagem principal enviada a seu filho seja *Eu amo você, acredito em você e o respeito*. Crianças que acreditam que são amadas e respeitadas pelos adultos importantes em suas vidas respondem de um modo mais agradável, em termos gerais.

Como tal mensagem pode ser passada às crianças? **Em primeiro lugar,** dando a elas o que mais desejam de você – seu tempo. **Em segundo lugar,** dê--lhes seus ouvidos. Crianças adoram quando alguém as escuta. Às vezes, nem é tão importante dar conselhos e resolver problemas, mas sim simplesmente ouvir. **Em terceiro lugar,** elogie e incentive seus filhos diariamente. Busque motivos, grandes e pequenos, para dar *feedback* positivo a eles. **Em quarto lugar,** diga--lhes que os ama. Diga que acredita neles. Manifeste seu respeito pelos pequenos. Use suas palavras e suas ações para transmitir *Eu amo você, acredito em você e o respeito*.

Página de Lembretes
....
Habilidades e Ferramentas dos Pais para a Disciplina Sem Choro

- Resolva primeiro o problema real: é cansaço? Fome? Frustração? Tédio? Superestimulação? Medo? Confusão?
- Seja consistente.
- Ofereça uma opção.
- Jogue um jogo de cooperação.
- Fale através dos objetos.
- Envolva a imaginação.
- Cante uma canção.
- Banque o bobo.
- Use "5-3-1 Vá!" (ofereça um aviso prévio).
- Tenha uma discussão olhos nos olhos.
- Use palavras positivas (evite *não, não faça, pare*).
- Use quando/então, agora/depois, você pode/mas antes...
- Distraia e redirecione.
- Use regras da família.
- Seja breve, deixe claro.
- Pense, diga, fale sério, faça.
- Siga rotinas diárias.
- Use cartões de carinha feliz.
- Use o tempo de afastamento para interromper o mau comportamento e acalmar as emoções.
- Seja firme – não há problema nisso.
- Seja flexível. Não se atormente e escolha suas batalhas.
- Ofereça cumprimentos, incentivo e palavras gentis.
- Construa uma base de amor, confiança e respeito.

Ataques de Raiva, Birra e Choramingos:
Os Três Vilões

Ataques de raiva – exibição descontrolada de emoção negativa ou mau temperamento
Birra – choro excessivo e sem justificativa, queixas e protestos
Choramingos – lamentos em voz aguda e alta, semelhante a choro (extremamente irritante)

Se você pedir que as pessoas relacionem os problemas mais frustrantes e contínuos de disciplina durante os primeiros anos da infância, provavelmente encontraria esses três itens na lista de praticamente todos os pais e responsáveis por crianças. Algumas crianças iniciam esses comportamentos já com dois anos de idade (aquela idade terrível!), e algumas esperam até perto dos quatro anos. Algumas crianças são campeãs de choramingos, mas raramente têm ataques de raiva ou birra, e algumas têm ataques de raiva constantes, mas raramente choramingam ou demonstram birra. Algumas crianças colocam a maior parte da sua energia nas birras e quase não choramingam ou têm ataques de raiva. Ainda assim, todas as crianças dominam sua própria adaptação desses três comportamentos, o que significa que todos os pais precisam lidar com eles – ninguém está a salvo.

Controle das Emoções

Com maior frequência, choramingos, birras e ataques de raiva são causados pela incapacidade da criança para expressar ou controlar suas emoções, e isso é ainda mais complicado pela influência das exigências de outras pessoas e por outras condições externas.

Cansaço, fome, frustração e muitas das outras causas que desencadeiam os "três vilões" geralmente podem ser evitados, modificados ou eliminados. Quando conseguimos apontar a razão na raiz do comportamento desagradável de uma criança e abordar a questão diretamente, podemos acalmar a criança e cessar o choramingo ou ataque de raiva antes que se manifeste totalmente. Se você aprender a observar e a identificar os ativadores emocionais do seu filho *antes* que possam entrar em ação, poderá prevenir muitas situações negativas e impedir que ocorram.

Quando o comportamento do seu filho começar a se deteriorar, pare, observe e pense, para determinar a causa subjacente do problema. A maioria das crianças demonstra mau comportamento pela repetição das mesmas razões. Após entendê-las, você poderá fazer mudanças para reduzir ataques de raiva, birras e choramingos. A tabela a seguir inclui uma lista de muitas razões prováveis e possíveis soluções.

Razões para Ataques de Raiva, Birras ou Choramingos	Possíveis Soluções
Cansaço excessivo	• Ofereça uma atividade tranquila e relaxante (leitura, passatempo, filme). • Deite a criança para descansar ou cochilar ou a leve para a cama. • Revise o cronograma de cochilos/sono noturno. • Resolva despertares noturnos ou outras perturbações do sono.
Fome ou Sede	• Dê à criança um lanche nutritivo ou sem açúcar. • Ofereça-lhe algo para beber (leite, suco com pouco açúcar ou água). • Revise os horários de refeições e lanches diários.
Frustração	• Ajude a criança a conquistar seu objetivo (por exemplo, auxilie com a montagem do quebra-cabeça ou a servir um copo de leite). • Ofereça prática supervisionada, para que seu filho possa dominar a habilidade que leva à frustração. • Remova a fonte de frustração. • Use distração (envolva a criança em outra coisa).
Medo/Ansiedade/Embaraço	• Abrace, segure no colo ou aconchegue seu filho. • Remova seu filho da situação difícil. • Ajude-o a identificar e entender seus sentimentos (explique o que está acontecendo). • Ensine-lhe maneiras de lidar com suas emoções.

Razões para Ataques de Raiva, Birras ou Choramingos	Possíveis Soluções
Infelicidade Após Obedecer a um Comando Seu	• Permita que ele se sinta infeliz (se, por exemplo, é porque você lhe negou um biscoito, mandou-o parar de correr ou não pular). • Deixe que ele expresse seus sentimentos por não ser capaz de fazer o que deseja (desde que ele tenha atendido a sua solicitação).
Incapacidade para Comunicar-se	• Tente imaginar o que seu filho deseja. • Ensine uma criança não-verbal a usar a linguagem básica de sinais. • Incentive-o calmamente a lhe dizer ou mostrar o que deseja. • Ajude-o, preparando-o para o que deve dizer: "Por favor, diga 'Mamãe, preciso de ajuda'".
Resistência a Mudanças (Abandonar um Lugar ou uma Atividade)	• Dê um aviso de cinco minutos, três minutos e, finalmente, um aviso de que falta um minuto. Isto dá tempo para que a criança faça o ajuste de uma para outra atividade (veja "5-3-1, Vá!", na página 96). • Ofereça uma opção. "Você quer caminhar ou correr até o carro?" • No futuro, ensaie verbalmente a rotina da criança com antecedência (para que ela saiba o que deve esperar).
Superestimulação	• Afaste a criança da atividade e a leve para um lugar tranquilo (por exemplo, ao banheiro para lavar o rosto ou à cozinha para fazer um lanche). • Abaixe-se até o nível dos olhos da criança, mantenha contato visual com ela e fale em um tom tranquilo de voz. • Ponha seu filho no seu colo e o aconchegue em seus braços para um abraço carinhoso.
Tédio	• Ofereça-lhe um brinquedo. • Inicie um jogo de palavras para distraí-lo. • Conte uma história. • Leve a criança para brincar na rua. • Incumba seu filho de uma pequena tarefa. "Você pode pegar o pacote de macarrão?", "Pode quebrar essas vagens para mim?", "Você pode buscar minhas chinelas?", "Pode pegar um outro brinquedo para o seu irmãozinho?"

Razões para Ataques de Raiva, Birras ou Choramingos	Possíveis Soluções
Desconforto	• Determine o problema e veja se pode ser resolvido (Os sapatos estão apertados demais? As meias estão enroladas dentro do calçado? Está calor demais? Frio demais? O assento do carro está desconfortável?)
Doença ou Dor	• Observe o comportamento do seu filho para perceber se está doente (será que há uma otite não detectada? Um novo dentinho? Dor de cabeça? Dor de barriga? Alergias não detectadas ou asma?)
Confusão	• Decida se você não está esperando algo diferente do seu filho a cada dia, quando este problema está envolvido. • Crie rotinas para eventos diários. • Crie e pendure regras da família em um local visível.
Carência	• Determine se a carência do seu filho é justificada. Se for, cesse o mau comportamento dele e *depois* ofereça a atenção que ele busca (se a carência é sinal de outro problema, lide com a raiz do problema: será tédio? Distraia a criança com outra atividade. Timidez? Introduza-a lentamente a uma nova situação. Cansaço? Deite-a para um cochilo ou para o sono da noite.

Depoimento de Mãe

"Quando fico chateada com minha filha, sempre digo: 'Desculpe, querida. Mamãe está muito cansada e isso me deixa frustrada'. Então eu penso, *Uau, mas é por esse mesmo motivo que ela fica chateada*. Acho que simplesmente esquecemos que nossos filhos são tão humanos quanto nós, com necessidades, desejos e frustrações que afetam seu comportamento."

Kristi, mãe de Arianna, 3 anos

Dicas para Lidar com Ataques de Raiva, Birras e Choramingos

Independente do cuidado com que você lê e reconhece as necessidades e emoções do seu filho, ele ainda terá momentos ruins – ou mesmo dias inteiros de mau comportamento. As dicas a seguir podem ajudá-lo a lidar com esses percalços inevitáveis. Leia e estude essas dicas antes de cada episódio. Talvez você até possa mantê-las à mão para que possa considerar algumas opções em um momento de necessidade (veja a Página de Lembretes: Pare com os Ataques de Raiva, Birras e Choramingos, na página 136).

Lembre-se de que todas as crianças são diferentes, todos os pais são diferentes e nenhuma situação é igual a outra. Portanto, as ideias a serem usadas podem mudar de uma para outra situação, de uma para outra criança e de um dia para o outro. Seja flexível e pratique as soluções que lhe parecem trazer os melhores resultados.

- **Ofereça opções.** Talvez você possa evitar problemas dando a seu filho mais liberdade para decidir sobre seu dia. Você pode fazer isso e ainda manter o controle, oferecendo opções, como discutido anteriormente. Crianças ocupadas com decisões sobre o que fazer a seguir com frequência não têm tempo de demonstrar ataques de mau comportamento.
- **Tenha uma conversa de olhos nos olhos.** Fazer um pedido de uma altura de um metro e sessenta e a dez metros de distância provavelmente não surte efeito. Esta falta de obediência cria estresse, o que com frequência leva a choramingos e ataques de raiva – para vocês dois. Em vez disso, abaixe-se no nível do seu filho e o olhe diretamente, fazendo solicitações claras e breves. Este estilo de comunicação conquistará a máxima atenção dele.
- **Valide os sentimentos do seu pequeno.** Quando seu filho demonstrar uma emoção forte, ajude-o a identificar e entender os sentimentos. Dê palavras às emoções: "Você parece bem triste. Você quer ficar aqui e brincar. Eu sei como é isso". É claro que isso não significa que você deve ceder aos pedidos dele, mas às vezes uma demonstração de que é entendido é o suficiente para acalmá-lo.
- **Deixe que aconteça naturalmente.** Se seu filho não se acalma com esforços gentis, às vezes é melhor deixar que o ataque de raiva siga seu curso. As crianças têm emoções fortes e às vezes precisam liberá-las à sua própria maneira. Se seu filho não responde às suas tentativas de ajuda, e desde que os

choramingos ou ataques de raiva não sejam perigosos para ele ou não causem destruição de propriedade, sinta-se livre para dizer: "Estou saindo daqui. Venha ao meu encontro quando acabar com isso". E faça exatamente isso. Ocupe-se com outra coisa (mantendo um olho nele, é claro), e espere pacientemente que ele se acalme.

- **Crie um "cantinho de acalmar".** Se os ataques de raiva, choramingos e birras são uma ocorrência diária, então diga com antecedência que todo esse comportamento ocorrerá em um lugar específico da casa, como um quarto extra, no banheiro ou na lavanderia (evite usar o quarto da criança ou o espaço de brincar para isso). Uma vez ali, ele poderá liberar seus sentimentos e sair quando tiver se acalmado – você pode chamar este lugar de "cantinho de acalmar" ou "cantinho tranquilo".

Coloque algo nesse espaço que possa ajudar seu filho a se acalmar. Deixe alguns bichinhos de pelúcia, um travesseiro e um cobertor nesse local. Você pode colocar ali também um tocador de CD com música relaxante ou de dormir ou um aparelho que emita ruído branco, com sons do oceano ou de chuva – tais sons são uma grande ajuda para o relaxamento. Ligue a música ou os sons quando ele for para o cantinho ou cômodo ou, melhor ainda, mostre-lhe como operar o aparelho.

Digamos que seu filho está tendo ataques frequentes de raiva. Em um momento em que vocês dois estiverem tranquilos, explique que você criou um cômodo especial para aqueles momentos em que ele está chateado ou descontrolado. Explique exatamente o que são os ataques de raiva (dê uma demonstração). Diga-lhe que, quando isto ocorrer, ele precisará ir para o cantinho de acalmar. Mostre-lhe como ligar a música ou o ruído branco. Quando um ataque de raiva começar, você poderá acompanhá-lo até lá, com um breve comentário como "Você poderá sair quando terminar". Se ele sair dali, mas ainda estiver demonstrando o mau comportamento, apenas o leve de volta, repetindo: "Você poderá sair quando terminar". Talvez você opte por ficar com ele. Não há problema nisso.

Quando seu pequeno se acalmar e sair do cantinho, será hora de lidar com o que o perturba – se ainda for preciso fazer isso. Se o ataque de raiva ocorreu por uma questão trivial, então é melhor apenas seguir em frente e avançar para a próxima atividade.

Inicialmente, seu filho poderá passar um dia inteiro no cantinho de acalmar, mas ele aprenderá como se acalmar e controlar suas emoções – uma importante habilidade de vida.

- **Ensine técnicas de respiração profunda e relaxamento (o Coelhinho Tranquilo).** Quando as crianças estão agitadas, sua respiração com frequência torna-se rápida e superficial e seus corpos se tornam rígidos. Esses sintomas fisiológicos podem manter a criança em um estado agitado e impedir o relaxamento. Você pode ensinar seu filho a relaxar o corpo e então usar esta abordagem quando um ataque de raiva, choramingo ou birra começa.

Esta técnica é mais fácil de usar em momentos de estresse se seu filho está familiarizado e se sente confortável com ela. Talvez seja útil começar ou terminar cada dia com uma breve sessão de relaxamento feito com o seu pequeno. Se você pratica ioga, pode usar alguns dos movimentos mais conhecidos, ou consultar um dos muitos livros de ioga disponíveis para crianças.

Se você prefere uma ideia mais simples, apenas treine seu filho para um exercício rápido que eu chamo de Coelhinho Tranquilo:

> Agora somos um Coelhinho Tranquilo.
> Feche os olhos.
> Relaxe.
> Inspire. Expire.
> É hora de o coelhinho relaxar.
> Retorça seu nariz de coelho. Agora faça a sua carinha de coelho ficar quietinha e relaxar.
> Retorça seus dedos dos pés. Agora os faça relaxar.
> Retorça seus dedos das mãos. Agora os faça relaxar.
> (Você pode acrescentar mais partes do corpo, como braços, ombros e pernas, se seu filho tiver paciência ou necessidade).
> Inspire. Expire.
> Relaxe.
> Agora você é um coelhinho tranquilo.

Esta técnica pode ser muito útil com crianças, que podem ser suscetíveis às suas sugestões gentis de relaxamento. Depois que o seu filho estiver familiarizado com este processo, você poderá usá-lo sempre que ele estiver agitado (ou você estiver agitado!). Abaixe-se até o nível dos olhos do seu filho, pouse as mãos nos seus ombros, olhe nos olhos dele e diga: "Vamos fazer o nosso Coelhinho Tranquilo". Depois, conduza-o pelo processo. Com o tempo, você não terá de guiá-lo – apenas mencioná-lo e pedir que seu pequeno feche os olhos já trará o relaxamento.

Se o Coelhinho Tranquilo não o ajudar a relaxar, você poderá recorrer ao cantinho de acalmar.

- **Expresse-se.** O comportamento infantil às vezes deteriora-se porque as crianças não conseguem descrever exatamente como se sentem ou o que lhes acontece. Além disso, elas não entendem como seus comportamentos afetam outros. Uma vez que o seu filho não pode fazer isso por ele mesmo, você pode ajudá-lo a se expressar. Tente adivinhar o que ele está sentindo e coloque tais emoções em palavras para ele. Verbalize como *você* se sente sobre o que está acontecendo. Tenha calma e seja claro. Use sentenças curtas e simples. Não há problema em dizer que você está ficando chateado – assim, você poderá demonstrar a ele o que fazer com emoções intensas, modelando como você lida com as suas.

- **Diga-lhe o que você *realmente* deseja.** Em vez de se concentrar no mau comportamento e no que você não quer que ele faça, explique exatamente o que você gostaria que seu filho fizesse. Reconheça os sentimentos do seu filho e lhe dê as ferramentas para acalmar-se e as palavras para expressar as suas emoções. Ajude seu filho, demonstrando ou modelando exatamente o que você deseja ver ou ouvir. Abaixo você pode ver três exemplos.

Exemplo de Situação	Resposta Sugerida
Seus dois filhos estão brigando por causa de um brinquedo, agarrando e puxando um ao outro.	Pegue o brinquedo na mão enquanto se agacha no nível dos olhos das crianças. Diga: "Vocês dois querem o brinquedo agora, mas temos apenas um. Puxar e se agarrar não é um modo legal de brincar. É melhor usar suas palavras e fazer um plano. Querem que eu ajuste o relógio para que cada um possa ficar um pouco com o brinquedo, ou querem que eu o tire de vocês?".
Você e seu filho estão no supermercado, fazendo compras antes do jantar. Ele quer um biscoito, você nega e ele começa a bater pé e choramingar.	"Eu sei que você quer um biscoito e que é difícil quando eu digo não. Para crescer e ter saúde, você precisa comer algo nutritivo no jantar, primeiro, e o biscoito depois. Será que pode pedir com gentileza? Diga, 'Mamãe, podemos comprar biscoito para comer depois?'."
Seu filho quer que você lhe dê um copo de leite e está choramingando na tentativa de convencê-la.	Abaixe-se até o nível do seu filho, olhe-o no olho e diga: "Não consigo entendê-la quando você usa essa voz fininha. Por favor, use sua voz de menina grande e diga: 'Mamãe, por favor, posso tomar leite?'".

- **Distraia e envolva.** As crianças se distraem facilmente quando sugerimos uma atividade nova ou mais interessante. Se o seu filho está choramingando ou demonstrando birra, tente ver isso como uma "atividade" na qual seu filho está envolvido. Uma vez que crianças não são capazes de fazer muitas coisas ao mesmo tempo (elas tendem a se concentrar em uma coisa de cada vez), talvez você possa terminar uma atividade desagradável com a recomendação de algo diferente para fazer. Ignore o choramingo por um momento e ofereça outra atividade. Por exemplo, se ele começar a bater pé e fazer birra no supermercado, faça-o prestar atenção em você e pergunte: "Será que você pode escolher três belas maçãs para mim?". Se a sua oferta parecer mais divertida do que a manha ou birra, seu filho poderá acolher o seu pedido.

- **Invoque a imaginação infantil.** Se seu filho está chateado porque algo não deu certo, ajude-o a verbalizar sua fantasia sobre o que deveria ter acontecido:

> "Aposto que você gostaria de comprar todos os brinquedos da loja."
> "Não seria legal se vegetais tivessem gosto de biscoito? Eu diria: 'Coma seu brócolis com gotas de chocolate!'."
> "Eu adoraria se pudéssemos ficar em casa o dia inteiro e construir o maior castelo de blocos de montar do mundo inteiro!"

Crianças com imaginação ativa podem captar a mensagem e expandi-la – ampliando sua história e criando o melhor resultado imaginário. Isso pode, com frequência, mudar todo o rumo do surto emocional do seu filho.

- **Use o enfoque preventivo.** Reveja com seu filho o comportamento desejado antes de sair de casa, ao entrar em um prédio público ou antes de levá-lo à casa de um amiguinho. Isso geralmente corta pela raiz os ataques de raiva e birras. Coloque seus comentários em tom positivo (diga o que deseja, não o que não deseja) e seja específico. Antes de entrar em uma loja, você pode dizer: "Eric, agora vamos entrar na loja. Vamos comprar um presente de aniversário para seu amiguinho. Não vamos comprar nada para nós hoje. Se você encontrar algo que goste, me diga e eu anotarei para comprar em outra ocasião. Eu quero que você se lembre de caminhar ao meu lado, usar um tom de voz baixo e não mexer em nada."

- **Faça um anúncio.** Quando seu filho começar a falar com você em voz lamuriosa e aguda, diga-lhe: "Quando você usar sua voz normal, eu o escutarei". Depois, dê as costas ao seu pequeno birrento e deixe claro que você o ignora, fazendo um serviço doméstico ou lendo um livro que esconda seu rosto. Se a criança continuar com o comportamento, repita a mesma sequência, sem se envolver com a criança para outras coisas (insistir que ela pare ou discutir apenas aumentará o comportamento).

- **Seja engraçado.** Crianças pequenas podem ter grandes problemas de comportamento pelos problemas mais triviais, como uma torrada cortada no formato errado ou um lápis de cera quebrado. Contudo, não há razão para *você* levar tudo tão a sério. Obviamente, você precisa entender que naquele momento seu filho realmente sente que a questão é a coisa mais importante do mundo. Contudo, aqui está a boa notícia – esta é a coisa mais importante apenas até chegar a outra coisa mais importante do mundo. Um pai ou mãe engraçado é a próxima coisa mais importante. Assim, anime-se e tente distrair seu filho com uma careta engraçada, uma canção tola ou uma palhaçada. Em vez de entrar em uma espiral que só aumenta o comportamento desagradável, vocês dois colocarão alegria e bom humor no lugar da birra ou lágrimas.

Depoimento de Mãe

"Eu uso a abordagem de 'Seja Engraçada' com bastante frequência para cessar as birras e choramingos da minha menina. Eu descobri que esta dica faz maravilhas pela minha atitude e pela atitude da minha filha. Eu uso vozes ridículas, cócegas, caretas engraçadas e bichinhos que agem como fantoches para acalmá-la. Eu acho que o riso realmente alivia nossas frustrações e ajuda a fazermos a transição para outra atividade com uma atitude renovada."

Renée, mãe de Kaylie, 2 anos; e Alyssa, recém-nascida

- **Permita as birras!** Existem momentos em que as crianças demonstram o mau comportamento porque estão infelizes com algo que as mandamos fazer ou não fazer. Se este for o caso, deixe que seu filho sinta tristeza. Afinal, você não pode esperar realisticamente que ele se sinta feliz porque você não o deixou tomar sorvete, subir na mesa ou passar mais uma hora no parque!

Se seu filho continuar demonstrando o mau comportamento muito tempo depois de resolvido o problema, diga-lhe que você ajustará o cronômetro para três minutos. Ele poderá choramingar ou bater os pés por três minutos e então deverá parar. Algumas crianças podem queixar-se: "Mas isso é muito pouco tempo!". Se isso ocorrer, pergunte: "E quanto tempo é bastante, quatro ou cinco minutos?". Normalmente, é claro, a escolha típica são cinco minutos. Ajuste o cronômetro ostensivamente para cinco minutos e anuncie que ele deverá parar quando o alarme soar. A maioria das crianças para antes disso. Se ela não parar após cinco minutos, você poderá recorrer a uma das outras ideias.

> **Depoimento de Mãe**
>
> "Estou tão resolvida a nunca deixar que meus filhos chorem que às vezes levo isso longe demais e cedo aos choramingos, de modo a não precisar mais ouvir choro. Isso às vezes apenas piora tudo. Eu aprendi que não há problema em deixá-los chorar ocasionalmente por algum tempo, se estão infelizes e apenas precisam desabafar."
>
> **Christine, mãe de Lauren, 6 anos; e AJ, 2 anos**

- **Ensine.** Com frequência, as crianças não têm real consciência de que estão choramingando, ou não sabem exatamente o que quer dizer "birra". Converse com seu filho e demonstre a aparência desses comportamentos (encene com vontade!). Além disso, demonstre como é quando você usa sua voz normal. Diga-lhe que você quer ajudá-lo a lembrar de não choramingar nem fazer birra ou manha, de modo que sempre que ele fizer isso, você lhe enviará um sinal. Ao vê-lo, ele deverá respirar fundo e falar com sua voz normal. Com um sinal dado em tom leve, você poderá evitar o aumento do comportamento indesejado. Você pode tapar seus ouvidos com as mãos, fechar os dois olhos, fazer uma careta engraçada ou inspirar profundamente, de um modo exagerado, para indicar o que seu pequeno deve fazer.

Se vocês praticarem o Coelhinho Tranquilo, então seu sinal poderá ser o uso das mãos para fazer orelhas de coelho, retorcer o nariz ou fazer um pequeno movimento de salto, como um coelhinho.

> **Depoimento de Mãe**
>
> "Se Eliot faz manha, eu olho diretamente para ele, não falo nada e apenas levanto minhas sobrancelhas. Quanto mais ele choraminga, mais alto eu as levanto! Tão logo ele capta minha mensagem e pede com sua voz normal, eu lhe dou o que deseja — ou, pelo menos, ele consegue uma discussão bem-educada. Isso é um grande progresso para que ele entenda o que é choramingar e para que perceba quando está fazendo isso."
>
> **Julie, mãe de Eliot, 3 anos; e Oliver, 19 meses**

- **Não dê mau exemplo.** Certifique-se de que seu filho não está aprendendo a choramingar com você mesma. Pais ocupados frequentemente se lamuriam por causa de quartos bagunçados, provocações entre irmãos, demora dos filhos para fazerem algo e, sobretudo, sobre os choramingos. Confira o tom e volume da sua própria voz e elimine sua própria "manha". As crianças aprendem sobre o comportamento apropriado com seus próprios pais, e nós às vezes lhes enviamos mensagens erradas. Ter consciência sobre suas próprias ações pode ajudar para que você modele o comportamento que espera dos seus pequenos.
- **Dê um fim aos ataques de raiva em público.** As mesmas habilidades que já cobrimos aplicam-se a ataques de raiva em público. O maior problema para os pais é permanecerem calmos e reagirem apropriadamente, sem preocupação com a plateia. O embaraço dos pais com o comportamento dos filhos em público geralmente atrapalha uma resposta apropriada, o que por sua vez cria um padrão para eventos semelhantes no futuro. Quando você conseguir ignorar os olhos bisbilhoteiros e se concentrar apenas no seu filho, na maioria das vezes o episódio terminará muito antes do que acontece agora.

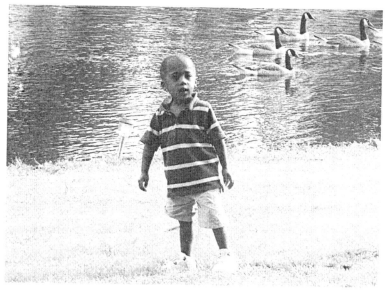
Langston, 2 anos e meio

Tenha em mente que a maior parte dos ataques de raiva em público é causada por emoções subjacentes, como cansaço, fome ou frustração. Portanto, identificar a origem pode ajudá-lo a acalmar seu filho mais rapidamente.

Se os ataques de raiva em público são uma ocorrência frustrante e regular, talvez seja bom planejar uma sessão de treinamento. Digamos, por exemplo, que cada saída na rua envolve birra, choramingos ou ataques de raiva do seu filho. Leve-o até o supermercado. Compre algumas coisas e coloque um bom número das gostosuras preferidas dele no carrinho (batatas fritas, sorvete e biscoitos). Ande o suficiente para provocar o mau comportamento. Leve o carrinho até o caixa e anuncie ao funcionário que você precisará deixar ali as gostosuras e ir imediatamente para casa, porque seu filho está se comportando mal (sorria para o funcionário e ele provavelmente retribuirá, já que provavelmente ele já viu muitas crianças com o mesmo comportamento. Ele poderá até ter um filho que se comporta da mesma maneira, de modo que saberá que isso é normal!). Depois, vá para casa. Seu filho provavelmente comentará sobre a perda daquilo que gosta. Diga apenas: "Ah, bem, talvez em outro dia". Espere uma grande infelicidade no curto prazo, mas um bom comportamento no longo prazo!

> **Depoimento de Mãe**
>
> "Quando minha filha de dois anos tem ataques de raiva em público, eu tento visualizar um cartaz pregado ao meu corpo que diz: 'Eu sou uma pessoa educada e tranquila; um cidadão correto e uma mãe e esposa amorosa e dedicada. Não há nada de errado COMIGO neste momento — apenas minha filha que está com calor, com fome e nervoso por perder seu horário de cochilo.'"
>
> **Jacqueline, mãe de Elena, 2 anos**

- **Não guarde rancor – quando terminar, esqueça.** Após um episódio de mau comportamento, esqueça e vá em frente. Não se sinta como se precisasse ensinar uma lição, negando aprovação, amor ou companhia. As crianças geralmente se recuperam com rapidez, e você também pode fazer isso.
- **Elogie o sucesso.** Elogie as tentativas do seu filho para falar em tom normal de voz. "Ariel, eu gosto muito de ouvir sua bela voz!". Tente dizer sim a uma solicitação feita em voz normal e educada. Por exemplo, se seu filho geralmente bate pé e se lamuria por não poder comer um doce antes do almoço e hoje ele pede com gentileza, tente dar-lhe pelo menos um pedaço de bolo para recompensá-lo pela boa educação. Não se esqueça de lhe dizer por que você está cedendo desta vez. "Sim, você pode comer um pedaço de bolo. Estou concordando porque você me pediu em voz agradável e não ficou choramingando. Que sorte, hein?".
- **Evite deixar que seu filho fique cansado, faminto, entediado ou frustrado.** É possível evitar que uma criança perca o controle de suas emoções se modificamos as situações que levam a isso. Além da tabela das páginas 122 a 124, aqui estão alguns pontos a manter em mente:

  - Mantenha os mesmos horários de cochilo e de dormir à noite, sete dias por semana. Horários consistentes de dormir são críticos para que seu filho mantenha um humor tranquilo durante o dia.
  - Alimente-o com frequência. Crianças têm estômagos pequenos e precisam ser alimentadas regularmente para manterem os níveis de açúcar estáveis. Cinco refeições pequenas, ou três refeições mais dois lanches

saudáveis, mantêm o humor infantil consistente, muito mais do que três refeições grandes com longos períodos entre elas.
- Dê-lhe brinquedos e jogos apropriados para sua idade e nível de habilidades.
- Alerte seu filho antes de mudar de atividades para que ele tenha um tempo para adaptar-se ("Só mais uma ida ao escorregador e depois vamos embora.").
- Tenha paciência ao colocá-lo em um ambiente desconhecido ou ao apresentá-lo para novas pessoas. Não o pressione para fazer o que é desconfortável.
- Esteja preparado. Se você prevê que fará coisas na rua o dia inteiro, ou que passará algum tempo conversando com outros adultos ou em longas filas, leve lanches, livros e brinquedos para manter seu filho ocupado.
- Tenha bom-senso ao planejar horários. Pedir que uma criança de dois anos seja agradável enquanto você passa o dia inteiro correndo para fazer coisas é um pouco demais. Programe uma pausa, como uma rápida parada no parque, quando possível.
- Tente estar em casa na hora do cochilo e para o sono da noite. Manter uma criança cansada em movimento é um convite a problemas. Isso nem sempre pode ser evitado, mas evite sempre que puder!
- Ajude seu filho a aprender novas habilidades antes de lhe pedir que as faça sozinho (como servir-se de suco, vestir-se ou montar quebra-cabeças).
- Seja realista em suas expectativas; não espere mais do que seu filho é capaz de dar.
- Não *subestime* as capacidades do seu filho. Permita que ele tenha as oportunidades e privilégios apropriados para a sua idade.
- Tanto quanto possível, mantenha horários regulares e previsíveis para o dia do seu filho.
- Quando ele se tornar muito emocional, mantenha-se tão calmo quanto possível.
- Usar um tom de voz calmo, um toque gentil ou o Coelhinho Tranquilo podem ajudá-lo a se acalmar. Ele não consegue fazer isso sozinho e precisa da sua ajuda.

Página de Lembretes:
Dê um Fim aos Ataques de Raiva, Birras e Choramingos

- Determine a razão e resolva o problema.
- Ofereça uma opção.
- Coloque-se no nível dos olhos dele.
- Valide seus sentimentos.
- Deixe que o ataque de raiva siga seu curso.
- Leve-o para o cantinho de acalmar.
- Faça o Coelhinho Tranquilo.
- Expresse-se. Descreva e verbalize.
- Diga ao seu filho o que você quer.
- Distraia e envolva.
- Invoque a imaginação infantil ("Aposto que você gostaria...")
- Use o enfoque preventivo – revise as expectativas com antecedência.
- Faça um anúncio ("Por favor, use um tom de voz normal para que eu possa entendê-lo.").
- Seja engraçado.
- Ajuste o timer e permita a birra ou ataque de raiva por três minutos.
- Ensine seu filho sobre a aparência de choramingos e ataques de raiva.
- Não dê maus exemplos.
- Dê fim aos ataques de raiva em público.
- Não tenha rancor – quando terminar, esqueça.
- Elogie o sucesso.
- Evite deixar que seu filho se canse, sinta fome, tédio ou frustração.

Parte 3

Um Lar Tranquilo:
Permanecendo Calmo e Evitando a Raiva

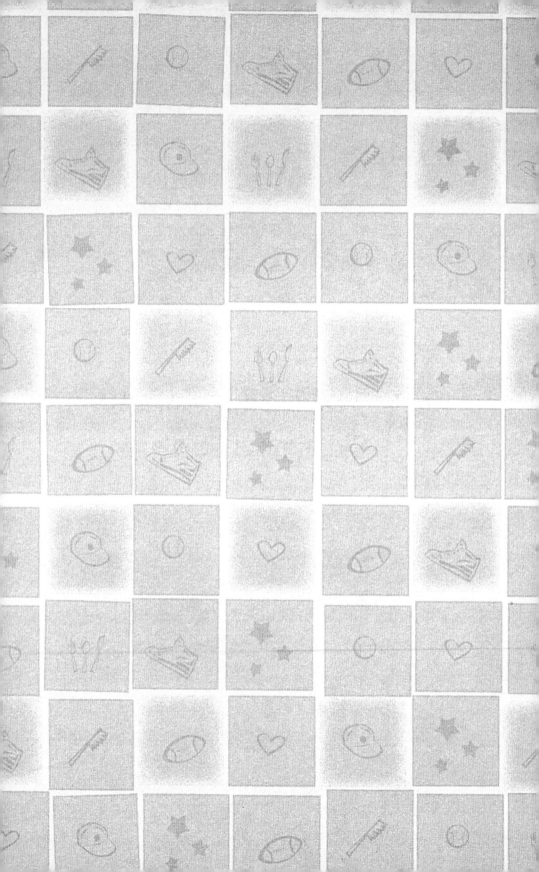

A Busca pela Paz

Não seria maravilhoso se todos os dias da vida em família fossem alegres e tranquilos? Se os nossos filhos sempre fizessem o que mandamos (na primeira vez em que mandamos)? E se pudéssemos enfrentar cada adversidade com a mente calma e limpa e sempre tomar as melhores decisões? Embora isso pareça adorável, sabemos que seria impossível ter uma vida com felicidade e alegrias intermináveis. Bem se diz que as rosas vêm com os espinhos. A raiva é um espinho dolorido, mas é impossível evitá-la durante os anos em que criamos os nossos filhos.

A vida familiar é complicada e imprevisível. As expectativas e responsabilidades do dia a dia podem criar nervosismo e irritação nos pais e nos filhos. Ainda que muitas pessoas sejam habilidosas como pais ou mães, ainda que seus filhos sejam maravilhosos, não é possível eliminar ou evitar as situações desagradáveis que ocorrem em todas as famílias. Entretanto, após entender de onde vem a raiva e aprender como controlar suas reações, a raiva poderá ocupar um espaço menor em sua casa, que poderá ser manejado e razoavelmente contido.

Raiva

A Vergonha e o Segredo

Nossos filhos são tão adoráveis, inocentes e amados! Eles nos trazem uma satisfação indizível apenas com um sorriso. Eles nos amam de corpo e alma – e nós os amamos com uma intensidade única ao relacionamento entre pais e filhos. Nós nos jogaríamos na frente de um ônibus para protegê-los – e faríamos isso sem pestanejar. Ainda assim, esses mesmos filhos preciosos podem revelar nossas piores facetas. Eles podem nos irritar e nos levar a gritar, ameaçar, condenar, esconder nosso amor ou até mesmo agarrá-los, puxá-los, dar-lhes tapas ou agredi-los. Depois, nós sofremos.

A ferocidade e intensidade da raiva que sentimos por nossos filhos nos confundem e assustam. Achamos que nossas ações são erradas, mas não sabemos como controlá-las e, assim, voltam a ocorrer vezes sem conta. Não que-

> **Depoimento de Mãe**
>
> "Como eu me sinto após um episódio de raiva intensa? Sinto-me culpada, triste, envergonhada, enojada e vazia. Sou inundada por conversas internas negativas, angústia, preocupação e, com frequência, lágrimas. Tenho a impressão de ter causado dano aos meus filhos. Sinto que sou uma pessoa horrível e um fracasso como mãe. Sempre que isso acontece, prometo a mim mesma que nunca mais acontecerá. Mas sempre acontece."
>
> **Mãe de dois filhos**

remos falar sobre o que fizemos, nem admitimos que agimos de modo tão feio com nossos filhos. Racionalizamos, damos desculpas e impomos culpa. Depois, sofremos em silêncio.

Você pode achar que é a única pessoa a sentir-se tão inacreditavelmente irritada com seu próprio filho, e pode achar que ninguém mais reage de forma tão descontrolada. Contudo, estou aqui para lhe dizer que isso não é verdade. Longe disso. É provável que cada pai ou mãe do mundo – desde o começo da raça humana – tenha se sentido furioso com seus filhos, e mais de uma vez (e até mais de duas).

Ser pai ou mãe pode ser a experiência mais maravilhosa de nossas vidas. Ainda assim, criar filhos também é uma das missões mais complicadas, prolongadas, exaustivas e difíceis que podemos enfrentar, e a raiva é um resultado natural da intensidade de tal tarefa. Os pais que mais se esforçam para fazer o melhor são aqueles mais atormentados pelo remorso após episódios de raiva intensa. Portanto, antes de irmos em frente para tentar entender e controlar a raiva, eu gostaria de lhe conceder permissão para abolir a vergonha e a culpa. Fique tranquilo: todos os pais e mães podem sentir raiva extrema. Ninguém está imune.

Para Lembrar

A raiva é tão comum nos pais quanto trocar fraldas. Nós não nos preocupamos com as fraldas e as mudamos sempre que é preciso. Entretanto, poucas pessoas lidam bem com a raiva e muitas se preocupam demais com ela. A boa notícia é que *podemos* aprender a manejar e controlar nossa raiva.

Embora a raiva por nossos filhos seja normal e comum, ela certamente atrapalha nossa eficiência para educá-los. Ela nos impede de tomar as decisões certas e não nos ajuda a ensinar lições que nossos filhos precisam aprender. A raiva influencia a forma como pensamos, como nos comportamos e como vivemos no dia a dia. Ela cria estresse e infelicidade para nós e para os nossos pequenos. A raiva descontrolada e não resolvida pode até mesmo transformar-se em um padrão de comportamento potencialmente perigoso, tanto emocional quanto fisicamente.

> **Depoimento de Mãe**
>
> "Eu sempre tive uma capacidade admirável de manter o sangue frio. Prefiro evitar discussões com meu marido porque não gosto de ficar zangada. Prefiro esfriar a cabeça e conversar sobre os fatos depois, em outro dia, ou simplesmente não tocar no assunto. Com crianças, porém, não conseguimos manter sempre a calma. É preciso lidar com a situação. Consequentemente, também precisamos lidar com a raiva naquele momento. Contudo, não tenho certeza de como fazer isso. Ainda estou aprendendo, e sempre que me zango eu sinto vergonha e embaraço. Fico contente por saber que é normal sentir tanto a raiva quanto a vergonha. Talvez isso alivie parte da pressão, na próxima vez que eu tiver de lidar com as birras do meu filho."
>
> **Cristina, mãe de Maia, 3 anos; e Solanne, 20 meses**

A boa notícia é que você pode ter um controle maior sobre seus estados emocionais. Depois de entender de onde vem a raiva e conhecer as etapas específicas para lidar com ela, você terá de enfrentar episódios menos frequentes e menos intensos dessa emoção, deixando espaço para internações positivas e para a comunicação carinhosa entre você e seus filhos.

Por Que os Pais se Irritam com os Filhos?

Pode ser útil identificar os motivos de nos irritarmos com nossos filhos. Compreender as causas que estão sob a irritação pode ser o primeiro passo para assumirmos o controle dos nossos sentimentos de raiva e buscarmos prevenção e soluções. A seguir, examinaremos algumas das causas mais comuns de raiva nos pais.

Criar uma Criança é um Trabalho Difícil e Complexo, em Constante Transformação

Ser pai/mãe é um trabalho complicado que nunca termina – 24 horas por dia, 7 dias por semana, com muito poucos intervalos e sem férias. Mesmo quando nossos filhos não estão conosco, eles consomem nossos pensamentos e energia. Parece que precisamos lidar com o mesmo problema várias vezes, embora ele nunca se resolva de fato. Além disso, quando dominamos cada novo estágio do desenvolvimento infantil, ou finalmente resolvemos o problema atual da criação dos nossos filhos, nos viramos e descobrimos que já há outro problema que exige atenção imediata. Qualquer trabalho dessa grandeza inclui muitas emoções – inclusive a raiva.

Para complicar ainda mais, cuidar dos filhos não é nosso único trabalho. Nossos dias são repletos de muitas outras obrigações que também consomem nosso tempo e energia, colocando ainda mais tensão sobre nossos ombros e fazendo com que fiquemos cada vez menos pacientes com as crianças.

Falta de Treinamento Adequado

Embora cuidar dos filhos seja um trabalho difícil e complexo, ele não vem com instruções claras. Mesmo que se leiam livros ou se façam cursos sobre o assunto, cada criança responde de maneiras diferentes e as questões familiares mudam de um dia para o outro. Então, não importa o quanto se esteja preparado, ainda assim tudo é uma questão de aprender na prática – e o trabalho muda o tempo inteiro! Por conta disso, nunca conseguiremos chegar ao nível de "mestre" na educação dos filhos, de modo que temos sempre a sensação de estar perseguindo um alvo em movimento. A nossa falta de treinamento para a enorme tarefa pode nos tornar inseguros e fazer com que nos sintamos impotentes. Ao tentar forçar as coisas a tomarem o caminho que pensamos ser o correto, podemos ser levados à irritação.

Depoimento de Mãe

"Até alguns meses atrás, eu sempre tinha o controle sobre todos os aspectos da vida da Hannah. Somente quando ela começou a se rebelar foi que ficou claro que de fato havia um ser humano separado de mim, com suas próprias ideias, preferências e opiniões! Hoje foi a primeira vez que percebi que essa mudança de comportamento e atitude não se tratava apenas do que ela queria vestir ou sua recusa em me escutar, mas que ela estava começando a ser uma pessoa separada de mim. Acho que uma parte da minha raiva foi porque eu não era mais capaz de controlar 'todas as coisas da Hannah'. Eu estava em negação de que ela é uma pessoal totalmente diferente de mim e que, muito provavelmente, será uma pessoa diferente do que eu espero e quero que seja. Parece que alguém se esqueceu de me dizer que quando eles cortam aquele cordão umbilical isso significa que em algum momento no futuro (dois anos e meio, para ser exata), ela começará a se tornar uma pessoa sobre a qual eu terei cada vez menos controle — e em quem eu terei de confiar que fará boas escolhas, usando as ferramentas que lhe dei. Isso me faz chorar... de certa forma porque vejo que há uma parte de mim que não quer acreditar que um dia ela caminhará com suas próprias pernas, quando não precisar mais de mim, e em parte porque eu gostaria de ter percebido isso há alguns meses, quando minha raiva e frustração estavam no auge. A primeira metade dos dois primeiros anos de Hannah foi muito tranquila. Eu não entendia porque faziam tanto escândalo sobre os terríveis dois anos! Não que a Hannah fosse um anjinho, mas ainda assim... essa segunda metade dos dois anos foi... humm... vamos dizer, difícil e interessante. De repente, a minha doce garotinha, que sempre fazia o que mandavam e nunca teve um ataque de raiva se transformou em uma pequena diva que só fazia o que queria e ponto final! O alvo em movimento de que você falou estava bem ali. *Parecia que bem* quando eu controlava alguma coisa e dominava seu mau comportamento, ela mudava tudo e eu perdia totalmente a paciência! Não acredito que palmadas resolvem, mas cheguei bem perto algumas vezes, e isso me chateou de verdade. Vale a pena conhecer os 'porquês' por trás da raiva, e isso já fez uma grande diferença. Agora eu consigo parar mais rápido e me perguntar de onde a raiva está vindo, e assim me lembro de que ela está começando a se tornar independente — e que isso é de fato uma coisa boa."

Kia, mãe de Hannah, 2 anos e meio

Falta de Apoio

No passado, as famílias eram maiores e as pessoas costumavam passar a vida inteira no mesmo lugar. Por isso, pais jovens tinham avós, tias, tios, primos, irmãos e amigos por perto para ajudá-los em sua nova função como pais. Quando acontecia um problema, havia muitas pessoas para quem pedir ajuda. Com as unidades familiares muito menores e a grande mobilidade dos dias de hoje, os parentes não vivem perto; podem até mesmo morar em continentes diferentes. Mudanças frequentes dificultam a manutenção de amizades.

Além disso, muitas famílias são encabeçadas apenas por um dos pais, o que torna aquela pessoa a única responsável por todas as obrigações de criação de filho e cuidados com a casa, além do fardo de sustentar financeiramente a família. Essa falta de apoio e a grande pressão dão espaço para muito mais tensão e raiva.

Depoimento de Mãe

"Os pais de hoje sofrem pressão para serem excelentes, sem os 'andaimes' necessários para isso. Eles não têm apoio, conselhos experientes e pessoas que simplesmente estejam disponíveis para escutá-los. Pode ser um trabalho solitário e difícil."

Jane, mãe de Isla, 5 anos, e Willow, 3 anos

Frustração, Confusão e Decepção

Por conta das muitas pressões sobre as quais acabamos de falar, as coisas em família nem sempre fluem sem percalços ou de acordo com o planejado. Podemos tentar usar todas as habilidades do nosso repertório na criação dos filhos, podemos ter rotinas bem planejadas, ser cuidadosos e até mesmo muito sensatos, mas, mesmo assim, ainda acabamos com crianças que não fazem o que queremos. Isso pode nos levar ao sentimento de confusão e frustração – *Por que meu filho não se comporta? Por que não consigo controlar isso?* Isso também pode fazer com que fiquemos decepcionados com nossos filhos e com nós mesmos como pais. Todas essas emoções negativas podem levar facilmente à raiva.

Nós ainda aumentamos o volume da nossa raiva com uma visão em túnel, no sentido emocional. Não vemos, não ouvimos nem compreendemos nada além do que está causando a nossa raiva, ampliando-a além da proporção real, formando com nossa frustração, confusão e decepção uma montanha muito grande para mover.

Expectativas Irreais

Há três situações em que as expectativas podem sair de sincronia com a vida real. A primeira delas é a nossa visão geral da vida em família. Os pais muitas vezes começam a criar uma imagem de família em sua imaginação antes mesmo de a criança nascer. Durante a gravidez ou o processo de adoção, os pais sonham acordados com sua futura família.

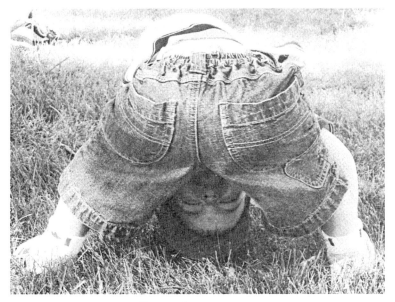

Tristan, 2 anos e meio

Esse devaneio se concentra nas alegrias que esperamos da maternidade ou paternidade, raramente incluindo o desagradável ou mundano – que são uma parte significativa da vida real. A realidade sempre difere acentuadamente das expectativas já desde o início – um parto difícil, depressão pós-parto, uma adoção demorada, noites sem dormir, bebê com cólica e assim por diante.

Outra área em que as expectativas entram em colapso tem a ver com a disciplina diária e os problemas de comportamento. Embora vejamos uma multidão de crianças tendo ataques de raiva durante nossa vida, embora tenhamos presenciado crianças respondendo asperamente para os pais, embora saibamos que as crianças fazem bagunça, reclamam e brigam e embora cada um de nós também tenha se comportado mal na infância, de alguma forma temos em nosso subconsciente a expectativa de que *nosso filho será diferente*. Achamos que se amarmos nossos filhos o suficiente, eles sempre nos amarão no mesmo grau,

Depoimento de Mãe

"Quando minha filha mais velha estava com 2 anos, eu engravidei novamente. Um dia, saímos para caminhar e ela insistiu em levar seu carrinho de pedalar. O único lugar para ela andar no brinquedo ficava a uns bons dez minutos de caminhada do nosso apartamento, então eu falei para que a deixaria levar — com a condição de que fosse no brinquedo todo o tempo e eu não tivesse que carregá-lo. É claro que ela disse sim. É claro que foi no brinquedo por todo o caminho de ida, e é claro que ficou cansada e se recusou a voltar no brinquedo. Naquele momento, eu devia ter percebido que estava esperando demais da minha garotinha, mas estava tão absorvida com meu próprio cansaço que fiquei extremamente irritada com ela. Peguei o brinquedo e passei um sermão nela todo o caminho de volta para casa sobre responsabilidade. Sim, eu sei que isso é loucura. Ela só tinha 2 anos! Mas eu fiz mesmo assim. Não lembro de nada que tenha me feito sentir tão idiota antes! Acredito que realmente devemos manter nossas expectativas sobre nossos filhos em linha com a realidade, mas no calor do momento nem sempre é fácil."

-Elana, mãe de Choshen, 5 anos; Maayan, 3 anos; e Shmuel, 5 meses sendo *bons*. Então, quando nossos filhos têm um ataque de raiva, jogam a comida no chão ou quebram as regras propositalmente, somos surpreendidos pela enorme diferença entre as nossas expectativas e a realidade.

A última das nossas expectativas distorcidas tem a ver com a nossa visão de como devemos ser como pais. Sempre definimos objetivos altos para nós mesmos, sem sequer percebermos. Criamos esses objetivos observando nossos pais, vendo outros pais e lendo ou fazendo cursos. Podemos ter odiado quando nossos pais gritavam conosco e prometer nunca fazer o mesmo. Podemos ver outros pais implorando, ameaçando ou subornando seus filhos e saber que nunca reagiremos daquela maneira. Podemos concordar plenamente com os fundamentos das técnicas de criação de filhos positiva e planejar o uso de habilidades racionais e bem intencionadas para criar nossos filhos. Mesmo assim, há vezes em que acabamos gritando, implorando, ameaçando, subornando e falhando de forma miserável com as técnicas nas quais acreditávamos totalmente.

Essas discrepâncias entre expectativa e realidade criam uma caverna que muitas vezes, de maneira inconsciente, é preenchida com raiva. Quanto maior a caverna, mais espaço para a raiva. Em outras palavras, quanto mais distante a realidade estiver da sua expectativa, maior a chance dessa lacuna ser preenchida pela raiva ou outras emoções desagradáveis.

As irritações da vida são mal direcionadas

Às vezes, a raiva que despejamos sobre nossos filhos não tem absolutamente nada a ver com eles. Talvez tenhamos discutido com nosso parceiro, o dia foi ruim no trabalho, o computador teve um problema, ou outra coisa nos irritou. Justo nesses dias, nosso filho mostra o mau comportamento, que talvez nem seja tão grave, mas ocorreu na hora errada e, assim, soltamos toda a nossa ira sobre a criança inocente. É a síndrome de "chutar o gato".

Em outras ocasiões, a criança comportou-se realmente mal. O mau comportamento aciona o botão para liberar a nossa raiva – o comportamento do nosso filho é adicionado à crescente cadeia de outras raivas, que ampliam ou alteram nossa resposta. Então, em vez de ter uma reação adequada à situação em questão, explodimos com toda a nossa raiva contida por muitos outros motivos.

> **Depoimento de Mãe**
>
> "Quando tenho meus dias ruins, fico lembrando a mim mesma o tempo todo para não descontar meus problemas em minha filha. Fico repetindo para mim mesma que na verdade o problema é o meu temperamento, mais do que o comportamento dela. Então repito mentalmente: 'Não desconte seu mau humor na Arianna'. *Isso é realmente útil* nesses dias ruins."
>
> **Kristi, mãe de Arianna, 2 anos e meio**

A raiva é disfarce para outras emoções

Os seres humanos são criaturas complexas. As emoções que mostramos nem sempre são o que parecem ser. Há momentos em que o que sentimos de verdade está escondido, mas o que escapa para o mundo é a raiva. Há momentos em que a raiva disfarça outras emoções como aflição, medo, vergonha, frustração ou impotência, como quando nosso filho desaparece no mercado (aflição), corre para a rua (medo), tem um ataque de raiva em público (vergonha), continua a se comportar mal, não importando o que façamos (frustração), ou é desrespeitoso ou malvado com os outros (impotência). A raiva que surge nesses casos nos

> **Depoimento de Mãe**
>
> "Acho que algumas vezes a raiva está ligada aos nossos próprios temores de inadequação. Eu sinto frustração e raiva quando meu filho se comporta mal em público ou entre amigos e pessoas da família. Às vezes, é difícil lidar com uma situação quando sentimos que todos estão olhando. Temos medo do que vão pensar sobre a forma como criamos nossos filhos. Embora isso não devesse importar, muitas vezes importa."
>
> **Anne-Marie, mãe de Lindsey, 4 anos**

impede de reconhecer as emoções dolorosas que estão na raiz da situação e pode até ser um grito camuflado de desespero.

Esta é uma resposta emocional normal aos problemas

Os seres humanos têm uma grande variedade de emoções, e a raiva é uma delas. Ser humano é experimentar um fluxo de emoções em resposta a estímulos internos e situações externas. Todas as pessoas ficam nervosas. É uma resposta natural, biológica à dor (física ou emocional), às ameaças e à frustração. A raiva inspira comportamentos poderosos, concentrados e focados em uma só direção, necessários para nos defendermos em situações de perigo. Nesses momentos, a raiva é um mecanismo necessário de sobrevivência humana. O problema, claro, é que a raiva não é perfeitamente seletiva; ficamos com raiva em situações em que isso não era realmente necessário.

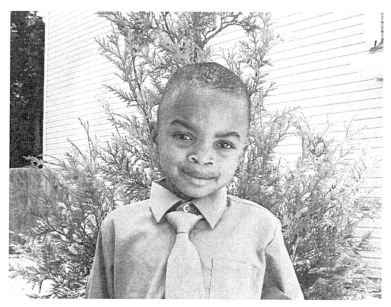

Miles, 4 anos

Os traços da sua personalidade natural também determinarão seu nível de raiva e a facilidade com você explode. Algumas pessoas se irritam com mais facilidade que outras, e todos lidam com as emoções de forma diferente. Algumas pessoas gritam, outras batem, outras ficam nervosas. Algumas guardam sua raiva para si, enquanto a remoem e fecham a cara, chegando mesmo a ficar doentes, com dor de cabeça, de estômago, ou outras aflições piores.

Lembre-se também de que nossos humores afetam a forma como respondemos aos nossos filhos. Em um dia bom, quando nosso humor está cordial, uma tigela de cereal derramada é só um acidente. Em um dia difícil, de mau humor, é um desastre criado intencionalmente. Não somos perfeitos, e nunca devemos esperar a perfeição de nós mesmos, assim como não devemos esperar que nossos filhos sejam anjos perfeitos todos os dias.

Podemos aprender a identificar, administrar e controlar nossos sentimentos furiosos de modo que nossas reações não saiam do controle e não tornem as coisas piores do que são. Podemos aprender a usar a raiva como um sinal de que algo está errado e precisa ser mudado. Podemos realmente transformar emoções negativas em uma "base de lançamento" para a solução prática dos problemas que as causam.

> **Para Recordar**
>
> A raiva, em si mesma, não pode ser eliminada, nem precisa ser. Ela não é o problema real. O problema é como respondemos quando estamos zangados.

Tentando NÃO se zangar

Quando seu filho tem um ataque de raiva digno de um Oscar no shopping, pinta os sofás, derrama suco no seu computador ou bate na irmãzinha, a resposta natural, automática e inevitável é a raiva. Algumas pessoas aconselham contra acumular a raiva e afirmam que é melhor liberá-la. Contudo, os psicólogos também nos dizem que não devemos liberar a raiva, já que pode aumentar e levar a possíveis agressões. Ela também pode impedir a busca de uma solução para o problema real.

Em vez de tentarmos *não* sentir raiva – o que é praticamente impossível – ou prendê-la (o que pode acabar sendo um tiro pela culatra), é melhor nos concentrarmos em *identificar* nossas emoções e *responder adequadamente* à situação do momento. Em outras palavras, quanto mais tentamos não sentir raiva em situações que a produzem, mais provavelmente nossas emoções sairão do controle depois.

O objetivo é desenvolver e praticar estratégias que lhe permitam lidar com a irritação de modo a proteger outras pessoas e coisas, levando à solução adequada do problema.

Depoimento de Mãe

"Se estou cansada, com fome, com pressa ou estressada, parece que não consigo usar sequer a técnica mais simples para lidar com meu filho e considero qualquer pequeno deslize insuportável. Minha tendência é berrar ordens e exigir demais. Chego a dar-lhe um tapa na perna ou mão, o que me deixa horrorizada e decepcionada comigo mesma depois. Uma vez que isso está longe do que eu esperava de mim como mãe, sinto vergonha e sofro. E, é claro, sinto-me culpada e com medo de ter prejudicado nosso relacionamento ou até mesmo tê-lo prejudicado emocionalmente de algum modo. Meus pais não nos espancavam, mas quando perdia a paciência, minha mãe nos beliscava nas nádegas ou pernas. Eu tendo a reagir à irritação e frustração da mesma maneira. Assim, acho que deveria agradecer por ter tido bons pais que não chegavam a ser violentos, já que deve ser muito difícil quebrar esse ciclo. Para mim, está muito claro que a violência e até a raiva não ajudam em nada meu filho, e certamente não me ajudam. Assim, anseio por encontrar novas formas de controlar essas emoções. Queria ter aprendido como expressar a raiva de um modo construtivo e, então, descobrir como esfriar meu ânimo e fazer tudo de um jeito mais positivo."

Amy, mãe de Amani, 20 meses

Ausência de Habilidades de Manejo da Raiva

É possível que ninguém lhe tenha ensinado quaisquer habilidades específicas de manejo construtivo da raiva. Provavelmente você não aprendeu isso na infância e certamente não lhe ensinaram a habilidade na escola. Pior ainda, talvez você tenha aprendido técnicas incorretas de lidar com a raiva a partir das experiências com seus próprios pais e outras pessoas que influenciaram seu desenvolvimento emocional. As crianças (e você também já foi uma) com frequência copiam o comportamento dos outros em suas vidas, e isso se aplica à maneira como outros lidam com as emoções. Com o tempo, o que as crianças observam se torna seu próprio padrão de comportamento, permanecendo assim até mesmo durante a vida adulta, a menos que haja uma ação para a modificação dessas respostas normais.

Tipicamente, os únicos adultos que tomam aulas de manejo da raiva são aqueles que estão em terapia familiar ou conjugal ou aqueles que precisam tomá-las por exigência legal, em virtude de problemas com raiva extrema. Isso é lamentável, já que todos os seres humanos poderiam beneficiar-se com as habilidades de manejo da raiva. Nas páginas a seguir, você aprenderá habilidades específicas para controlar a raiva, bem como dicas sobre como ensinar aos seus filhos essas habilidades preciosas de vida.

Outro ponto a ter em mente é que todas as pessoas respondem a situações tensas de um jeito diferente, e todos temos diferentes "personalidades" quando estamos zangados. Algumas pessoas gritam, outras sapateiam, algumas amargam os dissabores ou se afastam da pessoa com quem estão aborrecidas. Pode ser útil pensar em como você responde automaticamente quando se irrita – quais são seus pensamentos e ações típicos? Se você identificar e entender quais são as suas respostas automáticas, poderá ter mais poder para alterar essas ações.

Autonegligência, dor ou exaustão

Os pais se estressam e estão constantemente ocupados. Eles cuidam das necessidades dos filhos, com raros momentos para si mesmos. Os pais não comem direito, não se exercitam e não dormem o bastante. Enquanto não têm consciência de que isso ocorre, esta doação e autonegligência constantes podem acumular--se e formar um ressentimento inconsciente, bem como uma carência não atendida por espaço pessoal. Essas emoções escondidas podem chegar à superfície sob pressão. Abastecidas pelas frustrações diárias com os cuidados dos filhos, elas podem irromper em um momento de raiva.

Pais ocupados precisam continuar funcionando, não importando como se sintam. Cuidar dos filhos, administrar uma casa e funcionar bem em um emprego os mantêm ocupados do nascer do sol ao anoitecer e, com frequência, também durante a noite, quando cuidam de uma criança insone. Os pais precisam continuar, apesar da privação de sono ou dor, incluindo dor de cabeça, dores nas costas, resfriados, sintomas de gravidez, depressão pós-parto ou outros desconfortos. Os seres humanos têm uma tendência natural para "pavio curto" quando lidam com seus próprios problemas físicos.

As crianças, obviamente, não entendem as dores dos pais. Assim, elas continuam com seus choramingos, provocações ou perturbações normais – e empurram a paciência dos pais ao limite. Até mesmo brincadeiras inocentes e felizes, mas ruidosas ou exuberantes, podem ativar uma resposta irritada de um pai ou mãe que sente dor ou está exausto. Pais sob influência de drogas (medicamentos ou drogas recreativas) ou álcool podem sofrer desvio das emoções, resultando em respostas zangadas.

Episódios repetidos de raiva injustificada podem causar comportamento confuso e inconsistente, interferindo com a boa disciplina e danificando o relacionamento entre pais e filhos.

Falta de Motivação para NÃO se Irritar

Você *pode* controlar a raiva. Você *realmente* a controla o tempo todo. Não acredita? Pense nas vezes em que se aborreceu com um balconista, garçom, seu chefe, vizinho, funcionário público ou motorista. Quantas vezes você já não engoliu a raiva e respondeu de modo civilizado? Pense nas vezes em que seu filho se comportou mal, mas você segurou a zanga porque a situação ocorreu em público ou na frente do seu chefe, sogra, pastor ou professor da criança. Você conseguiu controlar a raiva em todas essas situações porque haveria um preço social a pagar se tivesse deixado a emoção fluir. Você poderia ter sofrido dano à sua reputação, embaraço, vergonha ou, pior, poderia ter levado uma multa ou ter sido preso.

Ao irritar-se com seu filho, as piores coisas que você recebe em troca são a raiva e lágrimas dele. Embora esse nunca seja um resultado desejável, não é o suficiente para cessar o comportamento irritado; esta não é uma decisão consciente, mas acontece de qualquer maneira.

Após reconhecer que a raiva não é uma resposta parental eficiente e que pode prejudicar seu relacionamento com seu filho, enquanto outros métodos realmente trazem resultados positivos no longo prazo, você se sentirá mais motivado para aprender um método para controlar suas explosões. Quando isso acontecer, você aprenderá, praticará e adotará métodos que o impedirão de liberar a raiva, em favor de respostas melhores e mais eficazes.

Ruído, Desorganização, Bagunça e Caos Geral

A maioria das pessoas tem em mente uma ideia de como deveria ser o ambiente doméstico. Visualizamos tudo em ordem, horários perfeitos e tranquilidade geral (será que eu deveria acrescentar biscoitinhos assando no forno?). A realidade é que a maioria das casas tem bem mais barulho, bagunça e caos do que gostaria. Com frequência, vivemos com isso dia após dia, enquanto desejamos que fosse diferente. Então, em um belo dia em que a TV berra, o bebê chora, você tropeça em um brinquedo jogado no meio da sala, descobre um prato quebrado ou é assustada por um ruído alto e perturbador, toda a infelicidade se derrama de uma só vez.

> **Depoimento de Pai**
>
> "Um mau dia no trabalho, telefonemas de vendas, coisas quebrando, ruído, dor de cabeça... tudo isso leva ao estresse, que leva ao ARGGGGHHHH!"
>
> **Alan, pai de Leanne, 3 anos; e Timothy, 5 meses**

Pode ajudar saber e aceitar que enquanto as crianças estiverem em sua casa, esta jamais será a capa de uma revista dedicada à decoração de interiores. Decida sobre o que é mais importante, estabeleça uma rotina e relaxe seus padrões para proteger sua sanidade. Quando seus filhos crescerem e saírem de casa, então tudo ficará exatamente como você deseja: limpo, arrumadinho e organizado. E você sentirá tanto a falta deles que imaginará por que sempre se preocupou tanto com a bagunça.

Crianças São Infantis

As crianças são inexperientes, ingênuas e narcisistas. Elas têm conhecimento limitado sobre regras sociais e sobre o comportamento esperado. Além disso, são pessoas separadas de nós e têm vontade própria. Embora possamos tentar, não podemos *fazer* uma criança comer, dormir, recolher os brinquedos, dizer "por favor" ou ir ao banheiro. Podemos pedir. Podemos insistir, ameaçar e suplicar, mas a criança é um ser humano separado e funciona independentemente de nós. As crianças não são sensatas, racionais ou maduras. Elas querem fazer o que bem entendem, e não se preocupam muito com o passado ou com o futuro, muito menos com a forma como suas ações afetam outras pessoas ou coisas.

As crianças nem sempre entendem as coisas como presumimos que fazem. Podemos pensar que elas aprenderam uma lição, ou podemos presumir que entenderam claramente um pedido, mas muitas vezes elas *não entendem*. Isso pode ser muito frustrante para os pais que acham que algo está claro como o dia, mas a criança segue em uma direção totalmente diferente da pretendida por eles.

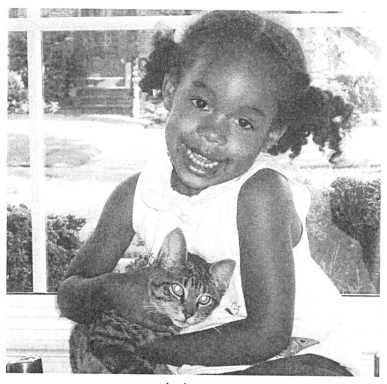

Jordan, 3 anos

Não podemos forçar as crianças a serem menos infantis, e não podemos apressar o processo do seu crescimento. E se pensarmos nisso, não desejaríamos fazer algo assim porque os mesmos limites que nos frustram são aqueles que nos trazem mais alegria – observar o modo alegre e livre como nossos filhos se relacionam com o mundo é algo precioso. Entretanto, quando esta existência juvenil significa que eles não querem, não fazem ou não podem fazer algo que desejamos que façam, e não conseguimos descobrir um modo de *levá-los a fazer algo*, então a raiva dos pais é o resultado inevitável.

Uau! Há Tantos Motivos para Sentir Raiva!

Agora que você já aprendeu as muitas, muitas razões pelas quais os pais se zangam, pode começar a imaginar como passar um dia sem sentir essa raiva toda! É um feito e tanto permanecer calmo quando precisamos fazer tamanha ginástica o tempo todo e enfrentar as muitas questões negativas que a vida nos lança. Portanto, sim, dê um tapinha nas suas próprias costas por cada coisa que consegue trabalhar sem se alterar. E agora, vamos começar a aumentar o seu conhecimento e suas habilidades de manejo da raiva, para que você saiba exatamente o que fazer na próxima vez em que se descobrir irritado com o seu filho.

Diferentes Níveis de Raiva

*R*aiva é um termo que define uma ampla gama de emoções, desde a leve irritação até a ira. Nem todas essas emoções são ruins ou perigosas. Emoções menos intensas podem agir como uma motivação para a busca de mudança e como ímpeto para encontrar soluções para a resolução dos problemas. Graus mais leves de emoções dessa espécie nos mantêm concentrados e mantêm nossos filhos "na linha". Essas emoções, como desprazer ou leve irritação, podem permitir a constatação de um problema, mas não impedem que controlemos as nossas ações. À medida que as emoções se tornam mais extremas, contudo, elas se tornam mais difíceis de controlar e estão mais propensas a resultar em reações descontroladas, sem resultado positivo.

> **Para Recordar**
> A voz alta não é necessariamente algo ruim — se for controlada e respeitosa.

Um problema com a raiva é que se não a controlamos já no início, ela pode aumentar e se tornar uma emoção extrema, superando o ponto em que a emoção pode ser usada de modo positivo. Além disso, quanto mais zangado um pai se torna, mais descontrolada a criança se mostra – é como se estivessem em dois lados de uma bola de neve que rola para uma colisão no pé da montanha. A raiva que só aumenta pode parecer-se com a classificação abaixo:

Nível 1	Nível 2	Nível 3	Nível 4	Nível 5	Nível 6
Desprazer	Aborrecimento	Irritação	Exasperação	Raiva	Fúria

A raiva dos pais com frequência começa no extremo leve desta escala de emoções, mas pode prosseguir crescendo incontrolavelmente. O gráfico a seguir mostra como isso pode acontecer.

Como as Emoções Negativas dos Pais Podem Sair do Controle

Ação da Criança	Reação dos Pais	Emoção dos Pais
Brinca com seus brinquedos	Comenta que é hora de dormir e pede que o filho guarde os brinquedos. "É hora de se aprontar para dormir."	Calma
Ouve, mais ignora o pai e continua brincando	Observa a inação do filho e repete o pedido: "Você não ouviu? Guarde os seus brinquedos!".	Desprazer
Guarda um brinquedo, mas tira da caixa mais dois e começa a brincar com eles	Vê que está ficando tarde e a criança ainda brinca. Suplica: "Vamos lá! É hora de guardar tudo!".	Aborrecido
Queixa-se e choraminga	Levanta a voz e ameaça com punição: "Pare de choramingar e arrume tudo, ou não lerei historinhas para você!".	Exasperado (muito chateado)
Cai no chão chorando, ignorando os brinquedos espalhados à sua volta	Grita com a criança e começa a jogar os brinquedos na caixa: "Por que você não consegue obedecer? Você me deixa louco!".	Cheio de raiva
Tira brinquedos da caixa, bate o pé e chora	Perde o controle, espanca a criança e o arrasta para o quarto, enquanto berra: "Estou farto disso! Vá para a cama, AGORA!".	Furioso
Chora até dormir, sentindo-se não amado e confuso	Sente-se frustrado, culpado e envergonhado.	Arrependido

Você pode ver como as emoções podem aumentar entre um pai e seu filho. Os pais podem evitar este aumento quando aprendem a identificar a raiva nos níveis mais baixos e a fazer escolhas precisas sobre como responder aos sentimentos negativos. Indo um passo além, os pais podem também aprender como se comunicar com o filho de formas que incentivem a cooperação. Antes de vermos essas habilidades, examinaremos *por que* e *como* as emoções de raiva aumentam em intensidade.

A sua raiva:
....
Será que Você Não Está Tornando as Coisas Piores?

Muitos pais alimentam e cultivam inadvertidamente a sua raiva. À medida que a raiva se acumula, ela também evita os pensamentos racionais, bloqueando a parte do cérebro capaz do raciocínio claro. Os pensamentos descontrolados que passam por sua mente são imprecisos e irracionais, baseados em crenças incorretas. Você vê as situações como definitivas e vê as ações do seu filho como intencionalmente ruins, em vez de perceber que o que está ocorrendo é um processo natural de criar os filhos.

Vamos examinar algumas das crenças incorretas mais comuns e os pensamentos negativos que fazem com que as emoções saiam do controle. Depois, ajustaremos as crenças para que reflitam um modo de pensar mais preciso.

Meus Filhos Nunca Deveriam se Comportar Mal, e Quando Fazem Isso Eu Fico Muito Zangado

Você provavelmente leu a sentença a pensou: "Bem, é claro que isso não é verdade". Seu estado calmo e racional lhe permite entender isso. Entretanto, quando você está no meio de um episódio de mau comportamento, talvez balance a cabeça, espantado pelas ações do seu filho, e imagine o que há de errado com ele, ou o que há de errado com você. Na verdade, não há nada de errado com ele ou com você. As crianças se comportam mal. Os pais têm a tarefa de ensinar os filhos a se comportar apropriadamente. Se as crianças nascessem sabendo como se comportar em qualquer situação, não precisariam dos pais, certo?

Aqui está o conceito inesperado e velado por trás da segunda metade da crença incorreta – de que quando nossos filhos se comportam mal, eles *nos deixam zangados*. Não é o comportamento da criança que nos deixa zangados, porque as ações de uma criança não o *forçam* a *nada*. Você está no controle dos seus sentimentos e ações. Portanto, você na verdade permite que a zanga se forme. Você cria sua própria raiva pelo modo como interpreta o comportamento infantil. Você não está sozinho, já que esta é a base de grande parte da irritação dos pais. Aqui está uma importante primeira etapa para o controle da raiva: é preciso aceitar a responsabilidade por sua própria raiva.

> **Para Recordar**
>
> O mau comportamento do meu filho não causa minha raiva. Eu crio a raiva por minha interpretação do comportamento e com minha resposta a essa interpretação.

Você descobrirá que aprender mais sobre o desenvolvimento infantil e sobre os comportamentos normais para a idade o ajudarão a evitar rotular ações negativamente, quando na verdade são comportamentos apropriados para a idade. Existem muitos livros disponíveis sobre o desenvolvimento infantil normal. Eles apresentam os comportamentos típicos e previsíveis e descrevem características habituais para certos grupos etários. Você também pode aprender o que é normal conversando com pais que têm filhos com idade semelhante à do seu, lendo revistas para pais ou discutindo suas preocupações com seu pediatra ou com seu médico.

Entendendo o desenvolvimento normal, talvez seja possível evitar totalmente o problema – pelo menos, às vezes. Como exemplo, se você sabe que crianças pequenas tendem a ter ataques de raiva quando cansadas e famintas e seu filho se mostra nervoso e irritado meia hora antes do jantar no dia em que perdeu o horário do cochilo, você poderá identificar a causa e compreender o comportamento resultante. Isso não significa que poderá aceitar ou ignorar o comportamento, mas será mais fácil lidar com ele do que se você interpreta o ato como se fosse um problema de personalidade do seu filho ou uma deficiência em suas habilidades como pai ou mãe. Além disso, será possível prevenir que isso aconteça, ocasionalmente.

Eu Não Deveria Ter de me Repetir Vezes sem Conta

Os seres humanos não foram criados para aprender as coisas imediatamente, na primeira lição. Isso é verdade para crianças e adultos. Estudantes precisam estudar, universidades fazem revisão do conteúdo, equipes de beisebol realizam treinos e orquestras, dançarinos e atores têm ensaios. Como dizem, a prática leva à perfeição. As crianças precisam aprender muitas coisas, e elas não transferem facilmente as lições aprendidas, de uma para outra área. Por exemplo, elas podem aprender a não correr na rua, mas não entendem que também não devem correr em um estacionamento. Seu pequeno pode aprender a não tocar nos controles da TV, mas ainda assim ele pega os controles do DVD ou

Depoimento de Mãe

"Estou no oitavo mês de gestação. Assim, às vezes é bem difícil manter o passo com minha filha de 2 anos. Ontem eu estava cansada e estávamos no horário de banho e cama. Ela parecia obviamente cansada e começou a fazer manha, de modo que lhe pedi para esvaziar a banheira e sair dali. Ela esvaziou a banheira, mas se recusou a sair. Na verdade, minha filha deitou-se na banheira enquanto a água descia à sua volta. Eu não posso me curvar e pegá-la naquele ângulo, de modo que me senti muito frustrada. Eu disse: 'Tudo bem. Não saia. Fique aí mesmo. Não posso mais fazer isso'. Eu me sentei na cadeira perto da banheira, baixei a cabeça e não a olhei. Ela se levantou e disse: 'Mãe, será que você se sentirá melhor se eu lhe der um beijinho?' Uau, é claro que me senti melhor bem rapidinho!
Às vezes, é muito difícil manter a distância emocional e perceber que esta é uma PESSOA pequena. Ela tem seus próprios pensamentos, ideias e planos — ela não tem a intenção de me fazer sofrer. Às vezes, tudo o que precisamos é de um beijinho pra limpar a mente e fazer com que tudo fique melhor!"

Sheri, mãe de Faith, 2 anos e meio

mexe no teclado do computador. Existe uma quantidade quase interminável de novas informações que devem ser aprendidas no primeiro ano. É muita coisa para processar e recordar.

Este conceito é complicado pelo fato de que mesmo quando as crianças aprendem uma regra, isso não significa que sempre obedecerão! Isso se aplica a regras familiares, da sociedade e da natureza. As crianças com frequência testam para ver se as regras ainda valem, ou se podem dobrá-las ou mesmo quebrá-las sem quaisquer repercussões. As crianças podem acreditar que têm uma boa razão para romper uma regra. Elas podem pensar que a regra é injusta, ou podem pensar que ninguém está observando e não serão pegas, ou podem não entender a regra ou como se aplica à situação. Uma outra razão é que o proibido é irresistível.

Na verdade, os adultos ainda se engajam neste comportamento de teste das regras. Você sempre obedece os limites de velocidade? Não? De acordo com alguns estudos, quase 70% dos motoristas admitem desobediência aos limites. Talvez isso aconteça com você em determinado dia porque...

- Você está com pressa para um compromisso (há uma boa razão).
- Em sua opinião, o limite é baixo demais para aquela rodovia (a regra é injusta).
- Você sabe que nunca há policiais naquela estrada (não haverá multa).
- Você não viu a sinalização do limite (você não conhecia a regra).
- Seu novo carro *precisa* andar rápido (era tentador demais para resistir).

É possível aumentar as chances de uma criança aprender as regras mantendo-as simples e específicas e sendo consistente em sua aplicação.

Meu Filho se Comporta Mal Apenas para me Irritar

Quando seu filho se comporta mal, tirando sua paciência e controle, talvez lhe passe pela cabeça algo como: "Por que ele está fazendo isso comigo?" A verdade é que ele nem sequer está pensando em você, exceto até onde você o impeça de fazer o que ele deseja. As crianças não se comportam mal apenas para enfurecê-lo – elas não querem ouvir seus gritos e não desejam ser punidas – e evitariam isso a qualquer preço. O que seu filho quer é o que ele quer, no momento em que deseja – simples assim.

Meu Filho me Ouve Apenas Quando Berro com Ele

Muitos pais acreditam que isso é verdade, porque *para eles* era verdade. A razão para isso é que alguns pais apenas levam a disciplina a sério quando estão zangados. Em meu livro *Hidden Messages: What Our Words and Actions Are Really Teling Our Children* (Mensagens Ocultas: o que nossas Palavras e Ações Realmente Dizem aos Nossos Filhos), eu conto a história de um pai afetado por este dilema:

> Ken está sentado à mesa da cozinha envolvido com sua tarefa mais detestável – preenchendo formulários de imposto. Ele está cercado por talões de cheque, calculadora, papelada e a xícara de café. Seus filhos, Katie e Andy, brincam felizes ali pertinho, na sala. Tudo está calmo nesta manhã de sábado – pelo menos até que um ataque de risos agudos a dois rompe subitamente o silêncio.
>
> Ken espia por sobre os óculos para a fonte de toda a alegria. "Ei, meninos, estou *trabalhando* aqui!". A sala silencia novamente, mas não por muito tempo. Peças de um jogo subitamente adquirem vida própria e suas atividades exuberantes são narradas por duas vozes jovens. Sem mesmo olhar naquela direção, Ken resmunga: "Vocês dois estão fazendo muito barulho". As peças do jogo continuam com sua ação em sussurros, e Ken se concentra novamente no trabalho.
>
> Nem cinco minutos se passaram e as peças do jogo se envolvem em uma guerra de faz-de-conta, que termina em alto volume. Ken expressa sua irritação em duas palavras: "Katie! Andie!". Ele sacode a cabeça e murmura: "Por que essas crianças nunca me escutam?". Ele começa, novamente, a examinar os formulários intermináveis. Exatamente quando as instruções começam a fazer sentido, seus pequenos cheios de energia, agora entediados com a brincadeira de antes, iniciam um novo jogo, com gritos e correria pela sala.
>
> A reserva de paciência de Ken se esgotou – e para sinalizar o evento, ele bate com o lápis na mesa, coça os cabelos e marcha para a sala de visitas, indo até as crianças. Com as faces avermelhadas e olhos muito arregalados, ele berra: "Katherine Nicole! Andrew Shawn! Eu já suportei o bastante! Não posso trabalhar com todo esse barulho! FIQUEM QUIETOS ou VÃO BRINCAR NA RUA!".
>
> As crianças murmuram: "Desculpe, papai" enquanto correm para fora da sala e vão até os balanços no quintal. Ken volta para a mesa, com as mãos passando nervosamente pelos cabelos, a respiração pesada. Ele imagina por que seus filhos o escutam apenas quando ele está zangado.

Quando examinamos esta situação, percebemos o que realmente aconteceu. Este pai não tinha finalidade ou habilidade já no começo da história. Ele lança os primeiros três comandos do outro cômodo, sem instruções específicas ou um chamado à ação. Ele faz comentários vagos, sem dizer às crianças o que deseja delas. (Qual seria, exatamente, a resposta certa para "Ei, meninos, estou *trabalhando* aqui!"? Talvez algo como "Bom pra você, papai. Alguém tem de pagar os impostos por aqui."?) Somente quando se irrita muito, Ken realmente usa boas habilidades parentais! Uma – ele entra na sala onde as crianças estão e as encara diretamente. Dois – ele declara o problema: "Não posso trabalhar com todo esse barulho". Três – ele oferece uma solução, uma escolha com a qual todos podem conviver. "Fiquem quietos e vão brincar lá fora."

Em essência, a raiva de Ken não era necessária, e não foi ela que resolveu o problema, mas sim as três habilidades parentais que ele usou sem saber. Entretanto, se Ken continuar seguindo esse padrão, seus filhos aprenderão que ele apenas fala sério quando se irrita demais, de modo que ele pode, sem querer, cair no padrão da raiva parental.

Meus Ataques de Raiva Criam Danos Permanentes ao Nosso Relacionamento

Quase todos os pais amam seus filhos com uma intensidade que não se compara a nada mais no mundo. Seus filhos são uma parte de sua alma e coração, o centro de suas vidas. Assim, quando os pais irrompem em raiva com seus filhos, eles sentem que criaram um buraco permanente no relacionamento, como Bridget, uma das "mães de teste" dos meus livros, expressa na história que segue.

Naturalmente, a raiva de um pai ou mãe, a agressividade física ou palavras violentas podem criar buracos. A hostilidade repetitiva, assim como palavras e ações que magoam, pode ter um efeito duradouro sobre a personalidade de uma criança. É muito importante aprender como controlar sua raiva para evitar que ela chegue a esta zona de perigo. Entretanto, não devemos nos preocupar tanto que cada momento deixe sua marca. A maior parte das nossas explosões é simplesmente momentos de desprazer que podem ser superados com habilidades positivas de criação dos filhos. Amor e interação positiva podem compensar os maus momentos em um relacionamento de outro modo bom – é meio como remendar uma cerca com massa e uma boa camada de tinta. As crianças são muito mais flexíveis que cercas – os pequenos buracos geralmente se enchem logo, com o próximo abraço e risada.

Depoimento de Mãe

"Sempre que penso sobre a raiva, isso me lembra de uma história que ouvi. É sobre o menino que tinha ataques de raiva, e sempre que isso acontecia, seu pai o fazia bater um prego na cerca de casa. Durante um momento mais calmo, ele fazia com que o filho retirasse os pregos que havia pregado ali. Ficavam grandes buracos onde os pregos eram retirados, estragando a cerca. O pai lhe disse que sempre que o garoto explodia, isso tinha um efeito permanente nas pessoas à sua volta, exatamente como aqueles furos horríveis na cerca. Esta história sempre me enche de culpa, porque percebo que meus filhos absorvem meus ataques raivosos e parece que estou deixando grandes buracos para trás."

Bridget, mãe de Ethan, 7 anos; Devan, 3 anos; e Sage, 19 meses

Um Plano para o Manejo da sua Raiva

Agora você entende que, como pai ou mãe, você *ficará* zangado com seu filho e não poderá mudar este fato. Entretanto, você pode mudar o que faz com essa raiva quando ela aparece, e pode aprender como impedir que ela saia do controle.

É praticamente impossível frear as emoções na hora em que ocorre, *a menos que você tenha um plano na manga*. Ter um plano para a hora da raiva é como sair para uma viagem com um mapa e um rumo a seguir, comparado com a ausência de planos e apenas um destino geral em mente, mas sem detalhes sobre como chegar lá. Depois que você está na estrada, mas sem um plano específico, talvez nunca chegue ao seu destino. A mesma analogia se aplica à raiva. Quando ela o pega desprevenido, é como se assumisse vida própria. Se você tiver um plano, contudo, poderá dirigir suas emoções de um modo apropriado aos seus objetivos como pai ou mãe.

O Perigo da Raiva

Algumas coisas são necessárias para que você consiga fazer o melhor uso do plano de seis etapas para permanecer calmo, que descreverei a seguir. Primeiro, você precisa acreditar que nada de bom vem da raiva. Ela, por si mesma, não é uma solução para os problemas. A raiva com frequência só piora tudo, fazendo com que seu filho se concentre nas suas palavras duras e ações rígidas. As crianças têm respostas defensivas naturais à raiva de um dos pais: elas se sentem mal compreendidas, atacadas ou injustamente acusadas. Não importa se essas crenças são corretas ou não – de qualquer forma, isso impede que seu filho aprenda a lição que você está tentando ensinar, e nos piores casos, quando usada repetidamente, cria um abismo entre o pai e a criança.

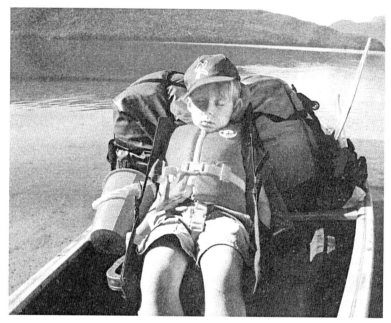

Stanley, 4 anos e meio

A outra ideia importante a aceitar é que quase qualquer problema pode ser adiado por algum tempo, até você readquirir o controle de suas emoções. Raramente uma questão relacionada aos cuidados dos filhos exige uma resposta ou solução instantânea. Até mesmo uma criança pequena tem memória suficiente para recordar o que fez uma hora ou mais depois que algo aconteceu (se você não acredita, teste a ideia. Enquanto estiver preparando o jantar, prometa ao seu filho que sairão para tomar sorvete depois de comerem – e veja se ele esquece a promessa!).

Na maior parte dos casos, quando você dá um tempo, se recompõe e então aborda o problema com a cabeça fria, os resultados são muito melhores do que ocorreria com o descontrole e a explosão da ira. As crianças geralmente não aprendem a lição pretendida com um pai irritado. Entretanto, elas podem aprender lições preciosas quando um pai controlado toma uma decisão disciplinar específica.

Outra razão pela qual é importante lidar eficientemente com a raiva é porque o descontrole repetido pode levar um pai à punição física. Punições como espancamento, tapas ou beliscões são comprovadamente ineficazes e potencialmente prejudiciais para a disciplina. A raiva repetida pode levar a grandes problemas familiares, como abuso infantil, divórcio ou problemas de saúde mental para pais e filhos, incluindo depressão ou ansiedade.

Depois de ver a raiva como uma emoção potencialmente perigosa, que é melhor evitar, você precisa ser capaz de reconhecer quando ela está por acontecer. Como já discutimos, existem muitos estágios de raiva, de leve a extrema. Quanto antes você reconhecer que suas emoções estão aumentando em intensidade melhor, já que é muito, muito mais fácil readquirir o controle no início.

Você pode começar a aprender como controlar a raiva afinando-se com seu corpo e sentindo essa emoção quando ela chega. Embora todos sintam a emoção de diferentes maneiras, alguns sinais físicos típicos acompanham a raiva. Na próxima vez em que você sentir raiva, tente observar esses sinais de alerta:

- Dentes cerrados
- Mandíbulas apertadas
- Corpo tenso
- Respiração superficial e rápida
- Estômago contraído, dores estomacais ou náusea
- Taxa cardíaca alta
- Calor no rosto, pescoço ou orelhas
- Músculos contraídos
- Latejar na cabeça ou sensação de cabeça cheia, semelhante à dor de cabeça
- Transpiração
- Tremor
- Aperto dos olhos
- Mudança no tom ou volume da voz
- Necessidade de dizer palavrões ou xingar
- Urgência por gritar ou chorar
- Urgência por bater, golpear coisas, derrubá-las ou fugir
- Incapacidade para ouvir ou entender outros

Aprender a reconhecer seus próprios sinais de alerta permite que você domine seu humor. Quando deixamos que a ira nos domine, grande parte do nosso comportamento se torna automática e difícil de controlar.

O Que Ativa a sua Raiva?

Vale a pena identificar as coisas que provocam a sua raiva para que você tenha consciência da possibilidade de ser dominado por ela antes mesmo que isso comece. Você também pode examinar a questão com antecedência – em um momento de calma e controle – para ver o que muda quando você consegue impedir que os incidentes aconteçam. Isso lhe permite usar a ação preventiva que altera o comportamento do seu filho, o que por sua vez reduz o nível de raiva que você poderia sentir.

Como exemplo, digamos que seus filhos discutem enquanto estão sentados no banco de trás do carro. A discussão, enquanto você tenta dirigir, o distrai e o deixa frustrado. Você geralmente acaba gritando com os dois. Uma vez que vocês estão no carro duas ou mais vezes por dia, esta é uma questão importante ligada à raiva na sua vida. Portanto, em vez de fazer as coisas exatamente da mesma forma e obter exatamente os mesmos resultados, tire um tempo para planejar como resolverá o problema. Você pode determinar "regras para o carro", com consequências exatas para quem as romper. Você pode colocar livros, jogos e lanches no carro, para manter as crianças ocupadas e tranquilas. Também é possível criar um gráfico para mapear os sucessos no carro, de modo que seus filhos possam ganhar uma recompensa por permanecerem agradáveis enquanto estão ali. Abordando esse ativador da raiva de um modo produtivo, você pode reduzir a quantidade de discussões que ocorrem no carro, reduzindo assim a quantidade de raiva no seu dia. Essa técnica pode ser usada para qualquer problema que ative repetidamente a sua raiva.

A maioria dos pais se zanga com questões insignificantes no grande esquema da vida, mas que acontecem em uma base tão regular que os problemas saem de proporção. Assim, reserve um tempo para identificar seus ativadores da raiva. Depois, talvez usando as habilidades apresentadas neste livro, estabeleça um plano para corrigir cada problema comportamental que desencadeia a sua raiva. Alguns problemas comuns que ativam a raiva dos pais são:

- Respostas atrevidas
- Interrupções constantes quando os pais estão ocupados
- Ignorar chamadas ou pedidos dos pais
- Falta de cooperação
- Procrastinação e corpo mole
- Recusa a atender ordens

- Mau comportamento repetido que não cessa
- Provocações e brigas com irmãos
- Birra
- Comportamento inaceitável em público (como birra em público/falta de cooperação)
- Choro desnecessário
- Choramingos

Além de ativadores como esses, existem "pontos quentes", ou zonas de perigo durante o dia, em que a raiva vem com mais facilidade à superfície. Esses momentos são aqueles em que a família está tipicamente cansada, com fome ou estressada, e essas emoções nos deixam mais vulneráveis à raiva.

- Pela manhã, quando há pressa para chegar ao trabalho e/ou escola
- Ao meio-dia, quando as crianças e os pais estão com menos energia, os filhos maiores vêm da escola e ninguém tirou um cochilo
- Quando a casa está cheia de coleguinhas ou visitas
- Imediatamente depois do trabalho, quando o estresse do dia ainda causa efeito sobre o humor
- Antes do jantar, quando todos estão com fome e lidando com a tensão do fim do dia
- Tarde da noite, pouco antes do horário de dormir, quando todos estão cansados

Para Recordar
Fazer as coisas como sempre foram feitas e esperar resultados diferentes causa apenas frustração e raiva. Em vez disso, identifique os ativadores da sua raiva e os piores horários do dia e tome providências para mudar as coisas para melhor.

Pode ser útil examinar as listas anteriores e determinar quais são seus ativadores e os piores momentos do dia. Depois de identificá-los, pense no que você pode fazer de diferente para evitar algumas das coisas que o levam a sentir raiva.

Por exemplo, se a correria da manhã causa muita tensão, você pode se preparar na noite anterior, arrumando roupas, lanches, sapatos e casacos. Crie um "pôster da rotina matinal" que apresente a rotina das manhãs, passo a passo. Se descobrir que sua paciência diminui uma hora antes do jantar, estabeleça aperitivos saudáveis, como vegetais mergulhados em queijo ou molho e frutas, e veja se isso ajuda. Se seus filhos provocam uns aos outros por causa da divisão dos brinquedos, estabeleça regras específicas para compartilharem, etiquete certos brinquedos que não estão disponíveis para compartilhar, ensine as novas regras às crianças e as coloque em ação rapidamente, quando não forem cumpridas.

Vale a pena ter em mente todas as razões para a raiva dos pais e as crenças errôneas que cobrimos anteriormente. O treinamento para a busca de proble-

Depoimento de Mãe

"Muitas vezes eu me sinto como se falasse com as paredes com minha filha de 2 anos. Ela quer o que quer e não gosta de fazer o que lhe pedem. Suas respostas às coisas que lhe peço são o silêncio, me ignorar ou continuar se lamentando e chorando, e isso me enfurece, até que começo a gritar com ela. Entretanto, já percebi que quando fico muito zangada ela pensa que meu amor por ela diminuiu. Atualmente, quando temos um episódio de desafio e palavras rudes depois, não deixo que a sensação ruim permaneça. Eu a pego no colo e abraço. Ela deita a cabeça no meu ombro e eu lembro a mim mesma do quanto a amo.

Alguns anos atrás, eu não tinha filhos e achava que jamais teria um. Com que rapidez eu esqueci da dor que sentia ao pensar que não teria filhos! E aqui estou eu, me chateando com pequenas birras infantis, o mesmo comportamento que uma mulher sem filhos teria o maior prazer em enfrentar. Eu percebo que sou realmente abençoada. É um prazer abraçá-la e amá-la. Tenho de fazer um esforço consciente para recordar que, afinal de contas, ela é apenas uma criancinha."

Shaila, mãe de Aanayh, 2 anos e meio

mas subjacentes o leva a uma maior consciência sobre eles. Quando nos conscientizamos sobre as razões subjacentes para a raiva, conseguimos controlar melhor nossas emoções antes de explodir.

A raiva não é algo com que conseguimos lidar de uma só vez e então desaparece. À medida que nossos filhos crescem e mudam, e à medida que nossos problemas aparecem, você se descobrirá precisando de um lembrete sobre tudo o que já aprendeu. Assim, releia essas páginas periodicamente, para não perder a prática. Deste modo, você poderá ver os problemas que criam emoções negativas na sua família com um olhar renovado e refrescar sua memória sobre a forma de lidar com elas.

E, finalmente, agarre-se ao sentimento de amor que é a base do seu relacionamento com seu filho. Reserve um tempo, todos os dias, para envolver-se no prazer de ser pai ou mãe. Faça tempo para brincadeiras. Tire um tempo para falar e escutar. Abrace, beije e aconchegue seus filhos com frequência. Quando construímos esta base de amor e emoção positiva, nos tornamos menos propensos a experimentar a raiva intensa.

Agora é hora de avançarmos para o processo específico de seis etapas que você pode usar para controlar sua raiva.

Seu Plano de Controle da Raiva: Seis Etapas para Permanecer Calmo

O processo de seis etapas a seguir pode ser usado para prevenir a ocorrência de raiva sempre que você sentir que seu filho está forçando os seus limites. Na verdade, ele pode ser usado em qualquer situação de vida, quando você sentir que a irritação está aumentando. É preciso tempo e esforço para dominar o processo, mas o esforço vale muito a pena. Talvez seja boa ideia deixar o resumo da página 192 em um local conveniente para a consulta rápida. Depois de praticar e adquirir experiência com as etapas, você não precisará mais de um lembrete impresso. Este pode se tornar o seu modo *novo* e natural de lidar com emoções agressivas.

Primeira Etapa: Pare

A primeira etapa para conquistar o controle é parar, tão logo você perceba que a raiva está se acumulando. O objetivo é conter-se logo no início da raiva e impedir que suas emoções aumentem e saiam do controle.

Quando sua raiva controla suas palavras e ações, o que ocorre a seguir pode ser desagradável e ineficaz. Você *não* ensina ao seu filho o que pretende desta maneira. Ele não ouve o significado em suas palavras – ao contrário, ele apenas se vê envolvido em sua raiva.

O foco dele estará na sua raiva, não na mensagem que você pretendia transmitir. Se você parar e aguardar, poderá dar seu recado e ensinar uma lição melhor. Quando estiver calmo e no controle, você poderá se mostrar racional e conquistar o objetivo desejado.

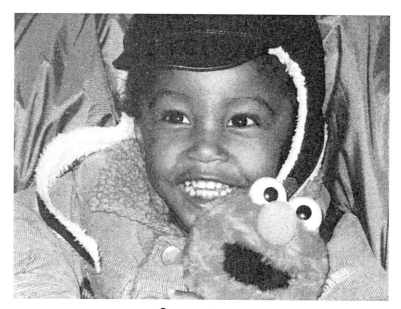

Spencer, 2 anos

É certo que você ficará chateado, irritado e frustrado com seu filho e terá de levantar a voz às vezes. Um pequeno ataque de insatisfação que logo se dissipa não é algo com que se preocupar. Entretanto, no instante em que você não se sente mais no controle das suas palavras e ações, a situação começa a declinar e toda a esperança de ensinar algo se apaga.

À medida que sentir que está perdendo o controle, PARE. Se estiver no meio de uma frase, PARE, nem mesmo termine o seu pensamento, exceto, talvez, para dizer: "Estou perdendo a paciência!". Se você estiver se movendo, PARE de se mover. Pratique um gesto de PARE que possa ser usado como um modo de colocar um freio físico nas suas emoções, e também sinalize para o seu filho que a sua raiva está saindo do controle.

Um bom gesto de PARE é levantar suas mãos na frente do seu rosto, com os dedos retos para cima e as palmas para fora. Empurre a raiva para longe de você e, ao mesmo tempo, diga a palavra *pare*. Você pode dizê-la em voz alta e com firmeza. Combinar a ação e a palavra tem duas finalidades. Este é um movimento físico para ajudá-lo a parar suas ações e pode ser dirigido ao seu filho para que ele saiba que você está muito irritado para poder continuar.

Este "pare" é para *você*. Ele não visa parar as ações do seu filho, porque é improvável que ele cesse o mau comportamento. Se a criança está gritando, provavelmente continuará gritando. Se ela está esperneando, atirada no chão, talvez continue fazendo isso. Se seus filhos estão se "bicando", talvez as provocações continuem. A teoria, aqui, é que você precisa acalmar-se para lidar com o mau comportamento infantil. Se você tiver sorte, com o tempo isso pode funcionar para cessar o comportamento também do seu filho. Ele poderá aprender que depois que você diz *pare*, não há por que continuar, já que você se desligou o botão da raiva.

Eu recomendo que você converse com seu filho antes. Deixe que ele saiba sobre o seu novo plano. Talvez você possa dizer algo como: "A mamãe não gosta de gritar e ficar muito zangada. Assim, quando eu ficar muito chateada, vou levantar minhas mãos assim e vou dizer 'PARE!'. Isto significa que estou ficando furiosa e preciso parar de falar e me acalmar". Demonstre o que fará com as mãos enquanto diz isso. Explicar seu plano de antemão tem duas vantagens. Primeiro, seu filho saberá o que esperar e por que você está fazendo isso, de modo que você não o pegará de surpresa. Em segundo lugar, isso mostra a ele uma forma produtiva de lidar com a própria raiva.

Liberando a Raiva – Mas Não no Seu Filho
E se você estiver tão furiosa que está pronta para bater no seu filho e não consegue conter-se o bastante para fazer seu gesto de PARE? Nesse caso, canalize a reação física em um surto de aplausos. Obviamente, os aplausos não serão de alegria. Quando sentir que está prestes a bater nele, bata palmas. Bata palmas com força, rapidamente, enquanto expressa suas emoções de raiva. Experimente isso agora. Finja que está muito irritada, bata palmas e diga ao seu filho imaginário como se sente ("AH! Estou *tão* irritada agora!"). Você descobrirá que além de liberar a raiva acumulada, bater as mãos envia uma mensagem clara ao seu filho.

Depoimento de Mãe

"Em nossa casa, usamos o grito silencioso para liberar a raiva. É como um grito normal, forçando a garganta, retorcendo o rosto e arregalando os olhos, abrindo muito a boca e contraindo e vibrando o corpo — mas tudo isso sem som. Ensinei minhas filhas a usarem o grito silencioso quando ficarem muito zangadas. Depois de uma manhã particularmente estressante e frustrante, minha filha Willow sugeriu que eu usasse um desses gritos enquanto estava presa no trânsito. Foi fabuloso. Embora eu ache que os outros motoristas pensaram que eu era louca, isso me salvou de perder de vez a paciência!"

Jane, mãe de Isla, 5 anos, e Willow, 4 anos

Quando dizer PARE

Esta técnica de manejo da raiva para reconhecê-la e impedir que extravase pode ser usada para todos os problemas. Ela pode ser eficiente com tudo, desde pequenas irritações que trazem a raiva irracional, até grandes problemas que exigem uma mente limpa para serem resolvidos. Esta etapa pode durar de alguns minutos a um dia ou mais, dependendo do seu grau de irritação e da dimensão do problema que precisa enfrentar – e da rapidez com que você precisa abordar o problema com uma solução.

Recapitulando, quando sentir que está perdendo o controle, use seu gesto de PARE e palavras que cessem o progresso da raiva.

Segunda Etapa: Espaço

Agora que você parou, é preciso afastar-se do seu filho. Quando ficamos zangados, a *última* coisa que precisamos fazer é continuar envolvidos na situação que nos deixa zangados – tudo que isso faz é aumentar a raiva. Suponha que seu filho está choramingando e fazendo birra, o que a deixa muito zangada. Você diz "PARE", mas continua na sala, enquanto ele continua choramingando e fazendo birra. Provavelmente, você apenas se irritará novamente. Este é o momento certo de colocar algum espaço entre você e o seu filho.

> **Depoimento de Mãe**
>
> "É uma boa ideia conversar com seus filhos antes de um ataque de raiva ocorrer e dizer o que devem esperar para que não se sintam chocados com seu afastamento. 'Quando a mamãe se zanga demais, ela precisa sair de onde você está para esfriar a cabeça. O que você pode fazer enquanto espera a mamãe esfriar a cabeça? A mamãe quer muito continuar calma, sem gritar.'"
>
> **Kim, mãe de Lily, 8 anos, e Benny, 3 anos**

A criação deste espaço pode envolver colocar um bebê no berço, colocar um bebê maior em um espaço seguro para um período de afastamento (ou mesmo ligar a TV e deixá-lo assistindo), ou dar as costas para uma criança que choraminga sem razão. Se seu filho não se separar de você, este não é o momento para uma guerra de gritos para convencê-lo – apenas vá para o quarto ou banheiro para afastar-se um pouco. Se você não pode sair do cômodo, feche os olhos e fique quieta. Coloque fones de ouvido ou crie seu próprio espaço particular bem ali, no meio da sala.

Colocar um espaço entre você e seu filho é bom por uma série de razões. Em primeiro lugar, isso transmite a ele sua insatisfação e a mensagem de que você está chateada demais para continuar. Isso evita que o episódio saia do controle, permitindo que você se acalme para ter presença de espírito para resolver o problema que a chateia. Outra vantagem do uso desta técnica é que ensina ao seu filho uma importante habilidade de manejo da raiva. Você está dando um bom exemplo de como afastar-se, em vez de continuar com palavras e ações zangadas ou ofensivas.

Se você precisa parar uma situação perigosa ou se precisa separar crianças que estão brigando, faça-o antes de se afastar, mas sem discussão – guarde seus pensamentos para depois.

Lembre-se de que quase qualquer problema enfrentado pelos pais pode esperar um pouco. Quase nada precisa ser resolvido naquele exato momento. Não se preocupe – o problema ainda estará lá quando você estiver preparada para enfrentá-lo (*ah, que pena!*).

É fundamental que, neste ponto, você *não* tente lidar com a situação que o deixa zangado. Você não pode resolver um problema em meio a um ataque de raiva; ele provavelmente só aumentará ou isso criará toda uma nova gama de problemas para resolver. Você se afastará do problema para poder acalmar-se e se recompor e, muito provavelmente, permitir que seu filho também se acalme um pouco.

Segunda Etapa Alternativa: Apertar
Se você PARAR e descobrir que agora consegue se controlar, não precisará criar um espaço para esfriar a cabeça. Em vez disso, mude para o *aperto* – aperte seu filho em um grande abraço de urso. Não fale. Apenas abrace e deixe que sua raiva se evapore nesse abraço.

Inspire fundo e repita um mantra apaziguador. "Ele é apenas uma criança." "Eu posso lidar com isso." "Isso também vai passar." Reserve um minuto para olhar para o seu filho e tente descobrir aquele amor que está escondido. Lembre-se de que ele logo crescerá, e algum dia – acredite – você sentirá falta dessa época.

O abraço *não* significa que você aceitou o mau comportamento – você ainda precisa lidar com isso. Contudo, ele diz ao seu filho que você o ama e trabalhará para resolver os problemas. Pense nisso sob a perspectiva oposta. Digamos que você está encarregada de pagar a conta do cartão de crédito. Em determinado mês, você guarda o envelope em uma gaveta e esquece de pagar a fatura. Seu marido está em um almoço de negócios e tenta pagar a conta, mas o cartão é recusado. Sem dinheiro, seu esposo precisa pedir que outra pessoa pague a conta. Ao chegar em casa, ele lhe conta sobre o problema e, é claro, parece bastante zangado. Você se sente muito mal sobre isso, mas no meio da discussão seu marido lhe dá um grande abraço. Você sabe que o problema continua lá, mas sabe também que é amada, apesar do seu engano.

Em qualquer ponto da sequência de seis etapas, você pode mudar para um aperto, se conseguir readquirir o controle e ansiar por simplesmente abraçar o seu filho. Lembre-se de que fazer isso não significa que está endossando o mau comportamento – significa apenas que você ama seu pequeno.

> **Depoimento de Mãe**
>
> "Eu usei o método de apertar um dia desses. Minha menininha, Derryn, extraiu as amídalas e estava se sentindo muito mal. Acho que meu filho, Wade, sentiu ciúme da atenção recebida pela irmã, de modo que resolveu incomodar. Em vez da reclamação de sempre, eu o peguei no colo e lhe dei um grande abraço. Eu comentei com ele como devia estar se sentindo, com a irmã doente e um pouquinho mal-humorada, e com o fato de todos os adultos estarem muito preocupados com ela. Também mencionei que ele devia estar se sentindo um pouquinho deixado de lado e também triste porque a irmã não podia brincar. Bem, ele olhou para mim e assentiu. Eu lhe dei outro abraço e ele saiu dali para ir brincar. Foi bem impressionante e também gratificante conseguir 'conectar-me' com ele em um nível em que ele entendeu, em vez de se distanciar por uma reclamação de minha parte. Isso realmente funcionou para nós e tentarei usar a técnica com mais frequência."
>
> **Heidi, mãe de Wade, 4 anos, e Derryn, 2 anos**

Terceira Etapa: Acalmar

Depois que você conseguir cessar o ciclo de raiva e se separar do seu filho, reserve algum tempo para acalmar-se e se recompor.

Comece controlando suas respostas físicas internas à raiva. Provavelmente sua frequência cardíaca aumenta, sua respiração se acelera, as faces se tornam coradas ou o volume da voz aumenta. Você também pode ter diversos outros indicadores, como já mencionei anteriormente. Não importando quais sejam seus sintomas físicos, o primeiro passo para o controle interno é respirar profundamente.

A respiração profunda permite que seu corpo se encha de oxigênio. Isso cessa o fluxo de adrenalina que inunda seu corpo quando você está irritado. Este fluxo extra de oxigênio relaxa o corpo, acalma a respiração, reduz a frequência cardíaca e permite que seu cérebro reassuma o pensamento racional.

Enquanto você respira fundo, feche os olhos (ou olhe para algo que geralmente lhe agrada, como uma fotografia especial, seu jardim ou o céu) e respire várias vezes, lenta, profunda e tranquilamente. Pouse a mão sobre o abdome e "carregue" o ar para baixo, até sentir o abdome se levantando.

Durante alguns minutos, não pense sobre a situação que o aflige. Lembre--se de que ela pode esperar. Pode ser que você precise de alguma distração para afastar seus pensamentos de alguma situação. Tente contar, recitar um poema ou repetir uma palavra ou frase tranquilizadora, como "Relaxe, está tudo bem", "Isto também passará" ou "Deus, me ajude".

Às vezes, essa respiração e o relaxamento não bastam, e você descobrirá que sua mente continua voltando aos pensamentos de irritação e se repetem vezes sem conta. Se isso acontecer, faça algo diferente por algum tempo – assista TV, escute música, corra na esteira ou ligue para um amigo –, mas não fale ainda sobre o problema.

Provavelmente existem outras formas de se acalmar e readquirir o controle. Pense nas coisas que você gosta de fazer que o relaxam. Talvez meditação, ioga, tricô, canto ou orações lhe agradem. Se outro adulto pode tomar conta das crianças, você pode dar uma rápida caminhada ou corrida para limpar a mente.

Dê a si mesmo algum tempo para que a tensão deixe seu corpo e os sentimentos ruins desaparecerem. Neste momento, você pode reconquistar a compostura e começar a pensar com mais clareza. Apenas então você estará pronto para prosseguir e começar a resolver o problema.

Quarta Etapa: Ver

Para resolver um problema, você precisa ver o que realmente está acontecendo. Para consertar qualquer coisa, você precisa definir o problema. Mas, primeiro, é preciso descobrir o que deu errado. Na hora da raiva, sua visão da situação foi distorcida e suas emoções perturbaram uma visão real do que ocorria. Agora que você se acalmou, tente ver o que aconteceu. Você pode recordar a cena em sua mente e descobrir o que seu filho estava fazendo (ou deixando de fazer), o que você desejava que ele fizesse e por que isso o aborreceu tanto.

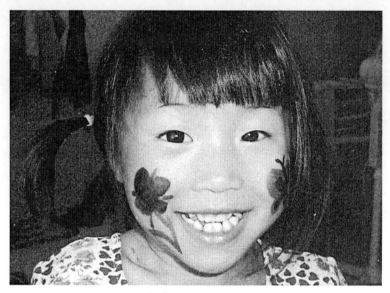

Isabella, 2 anos e meio

Um bom modo de analisar o que aconteceu é imaginando que aconteceu com outra pessoa – sua irmã, seu irmão ou um amigo. Ou, ainda, imagine que a cena ocorreu na televisão e que você foi chamado como "especialista" para analisar o que deu errado. Observar a situação como alguém de fora pode ajudá-lo a ver a verdade. Você pode ver com mais clareza de onde veio a sua raiva ou perceber que sua reação foi desproporcional – você estava quase esbofeteando sua filha porque ela não queria comer vagens!

À medida que você "vê" o que aconteceu, tente concentrar-se no problema atual. Não examine cada um dos maus comportamentos que já ocorreram em sua casa, exceto se estiver diretamente relacionado com este caso em particular. Em outras palavras, pensar sobre o fato de que sua filha que não come vagem não guardou os brinquedos ou não alimentou o cachorro pode complicar a questão, exceto pelo reconhecimento de que o padrão da menina, de não ouvir suas ordens, pode ser o problema real. As vagens foram apenas a gota d'água que transbordou o copo.

Como parte do processo de "ver", tente ajustar quaisquer expectativas irracionais ou irreais que você possa ter. Lembre-se de que quanto mais distantes nossas expectativas estão da realidade, mais chances existem de sua raiva aumentar. Assim, talvez você possa até mesmo consultar um livro sobre desenvolvimento infantil para ver se o comportamento é normal ou típico.

Depois de ver a situação sob uma perspectiva mais positiva, você pode compreender melhor o que está acontecendo e começar a tomar decisões mais racionais – antes de confrontar seu filho. Fazer este esforço para ver a situação de um modo imparcial pode ajudá-lo a esclarecer sua disciplina e objetivos a longo prazo em relação à criação dos filhos, em vez de ceder à visão em túnel do embate de vontades no curto prazo.

Quinta Etapa: Especificar

Agora é hora de definir qual, exatamente, é o problema. Depois que você viu a situação com mais clareza, é hora de definir precisamente o problema, em palavras exatas. Veja se você pode criar uma descrição do problema em uma ou duas sentenças. Coloque-a em palavras claras e simples, que declarem exatamente a questão real que ativou a sua raiva.

Raramente uma ação isolada ativa um ataque de raiva. Certamente não é o bom comportamento que faz surgir a extrema irritação. Mesmo se a raiva se origina de uma das crenças errôneas descritas na Parte 1, ou se você perdeu o controle porque tem "pavio curto" devido a estresse, dor ou mau humor, ainda é provável que aquilo que o abalou seja realmente o mau comportamento – em geral, do tipo com o qual precisa lidar repetidamente. Você provavelmente não explode quando seu filho está desenhando tranquila e silenciosamente na mesa da cozinha. Em outras palavras, mesmo se a sua resposta irritada é inapropriada, provavelmente ela tem raiz em um problema válido.

Tente especificar exatamente o seu dilema. Comece com o exercício "O problema é...". Aqui estão alguns exemplos:

O problema é... que ela esperneia e se joga no chão em público.
O problema é... que ele dá respostas grosseiras e me desafia.
O problema é... que ela faz uma bagunça geral e não arruma nada.
O problema é... que quando eu o mando fazer algo, ele ignora minha ordem.
O problema é... que eles não compartilham nada e brigam pelos brinquedos.
O problema é... que ela fica cansada e rabugenta, mas se recusa a tirar um cochilo.

Quando o Problema Não Tem a Ver com Seu Filho

E se você analisar a situação e descobrir (para sua surpresa) que o problema real não tinha a ver com seu filho, mas com sua perda de controle injustificada? E se você perceber que suas emoções descontroladas a levaram a ver a situação de um modo desproporcional? E se você for capaz de avaliar honestamente o que aconteceu e descobrir que esta explosão nada tinha a ver com seu filho? Ou, talvez, tenha a ver, mas o problema era principalmente com *você*. Esta é uma das situações mais difíceis de ser enfrentadas pelos pais.

A melhor solução é pedir desculpas, mas nem sempre isso é fácil. Esta é uma sugestão muito complexa, na maior parte das vezes, por uma série de razões. Com frequência, seu filho realmente se comportou mal, e a ação dele ativou a sua raiva. Assim, embora sua resposta tenha sido inapropriada, o comportamento infantil também foi inadequado. Além disso, os pais frequentemente sentem que se pedirem desculpas por sua raiva estarão isentando a criança de qualquer responsabilidade que tenha tido no evento. E, se você disse coisas ruins em voz alta e firme durante o episódio, parece tolo recuar e engolir suas palavras. Portanto, às vezes você continua defendendo suas palavras e ações iradas, embora você estivesse errado *e* saiba que estava errado.

Embora possa ser muito difícil, existem momentos em que a melhor coisa que você pode fazer é admitir para você mesmo que estava errado e pedir desculpas ao seu filho por perder a paciência. Desculpar-se no momento certo pode ensinar a ele lições muito importantes sobre a vida. Isto mostra que ninguém está livre de cometer erros e demonstra que pedir desculpas é a coisa certa a fazer.

> **Depoimento de pai**
>
> "Não me sinto velho demais para pedir desculpas ou orgulhoso demais para pedir perdão aos meus filhos."
>
> **Brian, pai de Michael, 9 anos; Nathan, 6 anos e Karah, 1 ano**

Se a criança também estava errada, você pode explicar que, embora sua resposta tenha sido inadequada, o comportamento dela também foi. Evite transformar isso em um sermão e não implique que a criança é responsável pelo que você sentiu e fez. Em vez disso, use isto como uma lição de vida sobre humildade. Talvez seu pedido de desculpas possa ser um modelo para o pedido de desculpas dele.

Tenha em mente que seu pedido de desculpas deve ser breve e ocorrer com pouca frequência. Se você achar que precisa pedir desculpas com muita frequência ao seu filho, talvez seja melhor pensar em buscar terapia para descobrir como pode controlar melhor seus ataques de raiva.

Veremos, agora, a última das seis etapas para permanecer calmo. Depois de identificar claramente a causa da sua raiva e especificar exatamente o problema, você pode começar a resolvê-lo.

Sexta Etapa: Resolver

Agora... é hora de resolver o problema e colocar a solução em ação. Neste ponto, você estará calmo e no controle, tendo identificado claramente o que deu errado. É hora de decidir sobre a melhor maneira de aplicar suas habilidades parentais para resolver o dilema. Naturalmente, sempre ajuda ter boas habilidades parentais para aplicar – e é sobre isso que falaremos no restante do livro!

Depois de descobrir o problema, você pode considerar as opções para resolvê-lo. Talvez seja melhor anotar algumas soluções possíveis ou conversar sobre elas com outro adulto. Este também pode ser um bom momento para ler alguns dos seus livros favoritos sobre cuidados infantis e conferir os índices remissivos para palavras-chave que o remetem ao tópico sobre o problema. Você também pode conversar com outro adulto ou entrar em um bate-papo para pais ou lista de discussão na Internet. Não há justificativa para tomar decisões em um vácuo. Eu lhe garanto que o problema que você está enfrentando é comum e existem muitas fontes para a descoberta de soluções.

Coloque em Prática

Depois de executar essas seis etapas, você estará muito preparado para ir até seu filho e abordar a situação que causou a sua raiva inicial. Você estará calmo e no controle, e terá um plano. Tudo o que resta é colocar em ação o que você se propôs a fazer.

Tenha em mente que é preciso muito mais que uma única leitura sobre essas informações para mudar as suas ações. Pode ser que você precise ler muito e praticar muito, antes de descobrir que está lidando com a sua raiva de um modo consistentemente produtivo. Você está alterando não apenas o que faz, mas também o que o seu pequeno faz. E, com frequência, você estará alterando um padrão que já ocorre há meses, ou mesmo anos.

Depoimento de Mãe

"Meu marido estava em uma reunião de negócios ontem à noite, de modo que eu fiquei encarregada de colocar nossos dois filhos na cama. Eu li uma historinha para Wade e então lhe dei o novo livrinho do Ursinho Puff para ver as figuras e ouvir o CD com a história enquanto eu cuidava de Derryn. Liguei o CD no quarto dele e o ajeitei na cama, prometendo voltar assim que Derryn caísse no sono. Eu voltei até ele depois que Derryn dormiu e escutei uma das historinhas ao seu lado.

Quando acabou, eu dei boa-noite e desliguei o aparelho de CD. Foi aí que tudo começou. Ele não queria dormir e estava desesperado para ouvir mais uma história. Eu disse: 'Não, agora é hora de dormir'. Eu o ajeitei e disse boa-noite. Ele chorou e saiu da cama, me seguindo até a cozinha. Eu o peguei no colo e o levei de volta à cama. Então ele começou a chutar e se agitar, berrando que queria mais uma história. Depois de dez minutos disso, eu comecei a me irritar. Eu tinha mil coisas a fazer antes de ir para a cama, e minha paciência estava por um fio.

Eu me lembrei das suas etapas para manejar a raiva, de modo que levantei a mão com a palma para fora e disse: 'Pare. Pare com isso agora. Estou ficando zangada'. Eu me afastei dele por um minuto, respirei fundo e me acalmei. Então, voltei e o abracei apertado, dizendo: 'eu sei que você está chateado porque quer ouvir mais histórias. O que eu gostaria de ouvir você dizendo é um obrigado pelo livro novo e o CD, e por lhe deixar ouvir as historinhas. Eu gostaria que você me dissesse que está ansioso para ouvir outra historinha amanhã à noite'. Ele me abraçou e depois de um minuto, disse: 'Obrigado, mamãe, pelo livro novo. Será que posso escutar historinhas de novo amanhã?'. Eu o apertei nos meus braços e lhe disse que sim. Então, ele pegou no sono com a maior tranquilidade. Eu fiquei muito feliz porque nosso desentendimento não virou um problema real. Espero poder usar seu método com mais frequência, antes de me chatear demais e perder a oportunidade. Foi muito, muito bom."

Heidi, mãe de Wade, 4 anos, e Derryn, 2 anos

Seja bom com você mesmo. A raiva é uma emoção difícil de controlar. Mesmo após dominar as habilidades descritas aqui, ainda existirão momentos em que a raiva levará a melhor. Você perderá o controle com seu filho, e depois sentirá remorso por não se lembrar de usar as etapas para permanecer calmo. Contudo, é melhor tentar perdoar-se, assim como você perdoa seus filhos. Se for possível usar o que aprendeu para eliminar ao menos a metade dos episódios de raiva da sua vida, você já estará em vantagem sobre muitos, muitos pais.

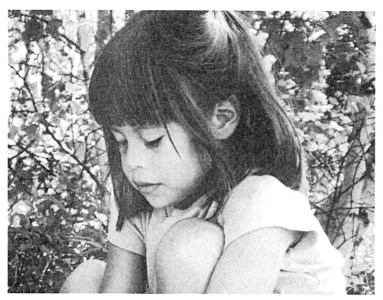

Sage, 3 anos e meio

Mudar leva tempo. Além disso, não subestime o fato de que essas ideias são mais úteis se usadas com aquelas apresentadas nas Partes 1 e 2 deste livro. Se você mudar sua abordagem à disciplina, a fonte de sua raiva continuará reaparecendo vezes sem conta.

Na página 192, você encontrará uma lista das Seis Etapas para Permanecer Calmo. Copie e a cole em um local visível da sua casa. Inicialmente, você usará esse lembrete para ajudá-la a executar as etapas. Pratique a sequência sempre que estiver irritável ou tenso. No fim, você poderá usar as etapas automaticamente, sempre que a raiva surgir. Esse dia merecerá uma comemoração!

Reduzindo as Situações que Provocam a Raiva

Este livro é sobre o desenvolvimento de boas práticas de disciplina que, por sua vez, reduzem os tipos de comportamentos que tendem a causar extrema irritação e raiva nos pais. Aqui estão algumas dicas rápidas para fazê-lo pensar sobre como dar um fim às situações que causam seu descontrole – antes que ocorram.

- Aprenda e pratique boas habilidades parentais.
- Reserve algum tempo para você mesmo, sem as crianças, todos os dias.
- Mantenha um cronograma ou agenda de suas responsabilidades para prevenir o caos.
- Fixe em local visível regras familiares claras e compreensíveis.
- Ofereça alternativas aos seus filhos, em vez de ditar ordens, sempre que possível.
- Torne os seus pedidos breves e claros.
- Expresse-se usando sentenças com "eu"; evite aquelas com "você", já que podem criar conflito.
- Fique no nível dos olhos da criança ao falar com ela (não grite de um cômodo a outro da casa).
- Escolha as suas batalhas – nem todos os problemas valem uma grande briga.
- Aumente o seu sistema de apoio – junte-se a um grupo de pais, visite uma sala de bate-papo para pais na Internet ou busque a amizade de pais dos coleguinhas do seu filho.

Você Precisa de Mais Ajuda?

Existem momentos em que aprendemos habilidades de manejo da raiva, mas as informações não combinam com nossa personalidade, não abordam a razão por trás da raiva ou não são suficientes para nos ajudarem a controlar nossas emoções. Se as seis etapas para permanecer calmo não o ajudarem, responda as questões abaixo com um sim ou um não.

- Você leu e estudou este capítulo e colou a página de revisão em local visível, mas a raiva ainda o domina?
- Você perde o controle por problemas grandes e pequenos?
- Seus episódios de descontrole são frequentes e/ou intensos?
- Sua raiva dura por muito tempo depois da situação que a causou?
- Quando muito irritado, você bate, joga coisas, quebra objetos ou magoa/fere as pessoas?
- Seu marido/sua esposa ou filhos sentem medo de você?
- Você tem medo das suas próprias reações quando se irrita demais?
- Sua raiva está pior agora que no passado?

Se você respondeu sim a qualquer dessas questões, talvez tenha dificuldade em lidar com a raiva e precise de uma ajuda maior do que este livro pode lhe oferecer. Existem muitos locais onde você pode encontrar auxílio para aprender a controlar suas emoções. Explore várias opções, já que existem diversas abordagens para o manejo da raiva. Possíveis opções para obter a ajuda necessária, por cursos, oficinas em grupo ou terapia individual, incluem:

- o hospital mais próximo
- terapeuta escolar
- pastor, padre ou outro líder religioso
- médico de família
- terapeuta, psicólogo, conselheiro ou outro profissional da saúde mental

Não tenha medo de pedir ajuda. Sua família ficará muito melhor se você procurar auxílio, e você sentirá orgulho por ter tomado esta providência tão positiva. Sua família merece.

Página de Lembretes
....
Seis Etapas para Permanecer Calmo

Primeira etapa: Pare
Identifique as suas emoções de raiva.
Levante as mãos para sinalizar PARE. Pare de falar.

Segunda etapa: Espaço
Afaste-se do seu filho ou o tire de perto de você.
Opção alternativa, se você se acalmou: **Apertar** – Dê um grande abraço no seu filho.

Terceira etapa: Acalmar
Acalme-se.
Respire fundo, repita uma frase tranquilizadora, ore ou pratique ioga.
Leia, escute música ou se exercite.

Quarta etapa: Ver
Reveja o que aconteceu mentalmente.
Analise a situação objetivamente.

Quinta etapa: Especificar
Define *exatamente* qual é o problema ("O problema é...").

Sexta etapa: Resolver
Decida sobre as habilidades parentais que usará.
Crie diversas soluções possíveis.
Coloque-as em ação.

Índice Remissivo

5-3-1 Vá!, 96-97

Abordagem engraçada, 130
Acalmar naturalmente, 125
Adolescentes, 37-43
afastamento, período de, 111-14
Agitação, 121-36
    causas e soluções, 122-25
    dicas para o manejo, 126-36
    permitir, 130-31
Amizades, 75-77, 133-34, 146-47
Ansiedade, 122
Ansiedade da separação, 57
Anúncios, 129-30
Apoio parental, 146-47
Assistir televisão, 42
Ataques de birra, 57, 60, 121-36
    causas e soluções, 122-25
    dicas para o manejo, 126-36
    em público, 132-34
Atitudes dos pais
    crenças, 29-37
    filosofia geral, 45-46, 58
    mitos e, 29-37
    prestar atenção, 25, 52
    viver no presente, 55
Autodisciplina, 26
Autoestima, 59

Bancar o bobo, 95-6
Bater, 57
Brigas entre irmãos, 41, 57
Brincadeiras, 47-8, 57
    bancar o bobo, 95-96
    Objetos Falantes, 90-93
    cartões de carinha feliz, 109-11
    5-3-1, Vá!, 96-7
Brinquedos
    guardar, 160-61
    compartilhar, 61
Buda, 36

Cansaço, 71-2
Cantar, 93-94
Carência, 124
Cartões de carinha feliz, 109-111
Choramingos, 57, 87, 121-36
    causas e soluções, 122-25
    de adulto, 121
    dicas para o manejo, 126-36
Choro, 57
Coelhinho tranquilo, 126-27
Compartilhar, 57
    brinquedos, 61
Comportamento de solução de problemas, 71-85
Comportamento

controle emocional, 58
mau comportamento, como algo
   humano, 29, 31
rancor, 164
responsabilidade por, 29-30, 32-34
solução de problemas para mau
   comportamento, 71-86
Comportamento dependente, 57
Comunicação, 43, 123, 188
   brevidade, 104-105
   clareza, 104-105
   cumprimentos, 116-17
   discussões olho-no-olho, 98-99,
      113, 125, 188
   incentivo, 116-7
   levar a sério, 105-106
   objetos falantes, 90-93
   palavras gentis, 116-17
Confusão, 82-83, 124, 146-147
Consistência, 86-87, 105-109
Contar histórias, 94-5
Controle emocional, 56-9
   agitação, 121-25
   ataques de birra, 121-25
   choramingo, 121-25
   mudança no ambiente, 71-86
Cooperação, 84-117
   jogos, 88-90
   palavras positivas, 99
Creches, 87
Crianças
   amor dos pais e, 53-54
   egocentrismo em, 53-54
   felicidade e, 53
   perspectiva, 49-50
Cuidados com propriedades, 42

Desapontamento, 146-47
Desconforto, 123
Desenvolvimento infantil, 26, 162
   infantilidade, 156-157
   rotinas diárias, 67-70
Disciplina. *Ver também* Habilidades
   parentais
   afastamento, 110-113
   controle emocional, 56-59
   correção imediata do
      comportamento, 60-62
   definições, 26-27
   desenvolvimento da/
      relacionamento com filhos,
      60-62
   eficaz, 51
   ensinar uma lição, 60-64
   ferramentas para aumentar o
      controle emocional, 60-62
   reforço, 62-64
Discussões olho-no-olho, 97-8, 113
Distração e redirecionamento, 100-102
Doença, 124
Dor, 124

Educação
   definição, 27
Elogios, 134
Embaraço, 122
Enfoque preventivo, 129
Ensino, 131-32
Escolhas, 87-88, 124, 188
Escutar, 25
Espectro de parentagem, 37
Estresse, 45, 115
*Everything You Need to Know to Feel
   Go(o)d* (Pert), 29

Exaustão, 121
Exercício de "O problema é", 184
Expectativas, 147-49
Expressão, 127

Flexibilidade, 114-116
Fome, 73-76, 122, 134-36
Frustração, 75-77, 123-24, 146-47

Gritos, 32-3

Habilidades parentais. *Ver também* Disciplina
   aprendizagem x instinto, 31
   aceitar conselhos, 50-51
   afastamento, 111-12
   consistência, 86-7
   desenvolvimento de uma base, 44-55, 117-9
   discussões olho-no-olho, 90-8
   distração, 100-02
   escolhas, 87-8
   ferramentas de aprendizagem, 34-7
   jogos de cooperação, 90-1
   mitos sobre, 29-36
   Objetos Falantes, 92-5
   paciência, 31-2
   preparação, 37-43, 55
   redirecionamento, 100-102
   rotinas diárias, 67-70
   técnica de agora/mais tarde, 99-100
   técnica de quando/então, 99-100
   técnica de você poderá/depois que, 99-100
   técnicas e opções, 85-86
   tentativa e erro, 27-8

teorias e, 29
Habilidades sociais, 43
Horários, 134-35
Humor, 89

Impotência, 81-3
Independência, 77, 78
Índice Remissivo
Infelicidade, 123
Interrupções, 57
Ir em frente, 105

Lares desorganizados, 155-56
Limpeza, 41
"Língua suja", 42
Livros para pais, 38-43, 49-50
Loomans, Diana, 49

Madre Teresa, 116
Mães, depoimentos de 33, 46, 47, 48, 63, 72, 76, 77, 84, 89, 97, 98, 100, 102, 103, 104, 108, 124, 130, 131, 132, 134, 140, 142, 144-45, 146, 148, 150, 153, 167, 173, 177, 178, 180, 186-87
Manejo da raiva, 152-53, 168-88
   identificação de gatilhos, 170-74
   identificação de sinais corporais, 168-71
   motivação para não sentir raiva, 154-55
   plano de controle da raiva, 174
Medo, 80-81, 123
Mentiras, 43
Mitos sobre ser pai/mãe, 29-37
   explicação, 30-5
   questionário, 29-30

Modelagem comportamental, 127-28
momento certo, 99-100
Mordidas, 57, 61-62

Objetos falantes, 90-93

Paciência, 31-2, 58
Páginas de lembretes, 120, 136
Pais como casal, 32-3
   autonegligência, 154-55
   citações de, 108
   dor, 154-55
   exaustão, 154-55
Pais, depoimentos de, 30, 34, 58, 68, 75, 115, 155, 185
Para recordar, 26, 35, 36, 53, 59, 68, 111, 116, 117, 141, 151, 159, 163, 172
Perfeccionismo, 45, 48-9
Pert, Candace B., 30
Problemas de controle, 54
Provocações, 57

Quando/Então, técnica, 99-100
Quarto para acalmar, 125-26

Raiva, 26, 50-1
   causas da, 161-62
   danos e, 166
   identificação e resposta à, 151-52
   mal dirigida, 149-50
   níveis de, 159-61
   outras emoções e, 150-51
   pais em relação aos filhos, 140-60
   razões para, 143-60

resultados e, 164-66
solução de problemas e, 151
vergonha e, 140-42
Rancor, 134
Redirecionamento, 99-103
Regras
   comportamento de teste das regras, 163-65
   familiares, 102-04
Relaxamento, 46, 55, 126-27, 181
Resistência à mudança, 129
Respiração profunda, 127-28, 181
Respostas atrevidas, 40
Respostas atrevidas, 57-87
Rogers, Fred, 117
Rotinas diárias, 67-70, 106-109

Sede, 122
Sócrates, 26
Solicitações dos pais, 42
Superestimulação, 78-80, 123

Tarefas, 41
Técnica de "você poderá/depois que...", 99-100
Técnica de agora/mais tarde, 99-100
Tédio, 77-78, 123, 134-35
Teimosia, 58
Tradições, 35
Treinamento parental, 144-46

Validação de sentimentos, 126-27
Verbalização, 129
Vestir, 76
Você poderá/depois que..., técnica, 99-100

Sobre a Autora

A educadora de disciplina parental, Elizabeth Pantley, preside a *Better Beginnings Inc.*, uma empresa de recursos e educação para famílias. Elizabeth apresenta palestras para pais em escolas, hospitais e grupos de pais com frequência, no mundo inteiro. Suas apresentações são recebidas com entusiasmo e vistas como realistas, carinhosas e úteis.

Ela é convidada regular de programas de rádio e é citada com frequência em jornais e revistas como *Parents, Parenting, American Baby, Woman's Day, Good Housekeeping* e *Redbook*. Elizabeth também é citada em centenas de sites da internet voltados para pais. Ela publica um boletim, *Parent Tips*, distribuído em escolas de todos os estados norte-americanos.

Elizabeth é autora desses livros populares para pais, disponíveis em dezoito idiomas:

- Soluções para Noites Sem Choro – Para crianças de 0 a 1 ano
- Soluções para Noites Sem Choro – Para crianças de 1 a 6 anos
- The No-Cry Potty Training Solution: Gentle Ways to Help Your Child Say Good-Bye to Diapers
- Gentle Baby Care: No-Cry, No Fuss, No-Worry – Essential Tips for Raising Your Baby
- Hidden Messages: What Our Words and Actions Are Really Telling Our Children
- Perfect Parenting: The Dictionary of 1.000 Parenting Tips
- Kid Cooperation: How to Stop Yelling, Nagging and Pleading & Get Kids to Cooperate

Elizabeth também é coautora de *The Successfull Child*, com o Dr. William e Martha Sears.

Ela e seu marido, Robert, residem no estado de Washington com seus quatro filhos, Angela, Vanessa, David e Coleton, além de Grama (a "vovó", mãe de

Elizabeth). Elizabeth participa intensamente das atividades escolares e esportivas dos filhos e já ocupou cargos variados como treinadora de *softball* e presidente da Associação de Pais e Mestres.

Para informações adicionais, excertos e artigos sobre cuidados parentais, visite o site da autora na Internet, em pantley.com/elizabeth.

Mais Soluções sem Choro
Da confiável autora de disciplina parental Elizabeth Pantley

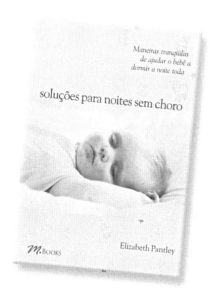 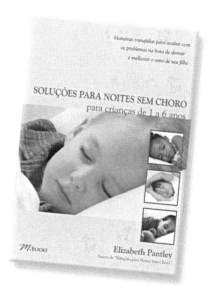

Disponíveis em todas as livrarias
ou diretamente no site www.mbooks.com.br